脈學心悟 강의

알기 쉬운
10단계 시스템 맥진법

脈學心悟 강의

원저자 李士懋·田淑霄
옮긴이 조원준·정한·윤석희
강 설 조원준

1판 1쇄 발행 2016. 05. 05
1판 2쇄 발행 2019. 01. 30
1판 3쇄 발행 2024. 05. 25

발행처_물고기숲 • 발행인_임민수 • 등록번호_제406-2012-000004호 • 등록일자_2012. 01. 03. • 주소_(우10906) 경기도 파주시 와석순환로 61, 708-601 • 전화_031)943-2090 • 팩시밀리_031)943-2091

값은 뒤표지에 있습니다. • ISBN 978-89-98038-18-2 93510 • ISBN 978-89-98038-17-5(세트) 94510 • 카카오톡 ID_fishwood • 카카오스토리_http://story.kakao.com/fishwood • 이메일_fishwoodbook@naver.com • 블로그_http://blog.naver.com/fishwoodbook • 스토어팜_ http://storefarm.naver.com/fishwood • 물고기숲은 독자 여러분의 의견에 귀 기울여 좋은 책을 만들겠습니다.

脈學心悟 강의

알기 쉬운
10단계 시스템 맥진법

리스마오李士懋 · 텐수샤오田淑霄 원저
조원준 · 정한 · 윤석희 옮김
조원준 강설

물고기숲

서문

1. 리스마오

리스마오李士懋 선생*은 1937년 산동성 용구시에서 태어나 1962년 북경중의학원(현 북경중의약대학) 중의과를 졸업하였습니다. 1962년에 흑룡강성 대경유전의원을 시작으로 하북중의학원(현 하북의과대학 중의학원)의 교수를 거쳐 2008년에 하북성 12대 명중의로 선정되었고, 2014년에 국의대사 2기로 선정되었습니다. 선생은 부인인 톈수샤오田淑霄 선생과 함께 114편의 논문과 수많은 저서를 남겼습니다. 선생의 의학 경향이 고스란히 담긴 저서들은 크게 다음 일곱 가지로 분류할 수 있습니다.

첫째, 소본구원溯本求源입니다. 《평맥변증중경맥학平脈辨證仲景脈學》, 《상한론관명법구색傷寒論冠名法求索》, 《평맥변증경방시방안해平脈辨證經方時方案解》에서 중경仲景이 어떻게 변증논치 체계를 창립하고 응용했는가를 논하였습니다.

둘째, 맥학 연구입니다. 《평맥변증맥학심득平脈辨證脈學心得》에서 맥학에 대한 견해를 논하였습니다.

셋째, 평맥변증平脈辨證입니다. 《평맥변증치전병平脈辨證治專病》, 《전숙소중의부과오십육년구색록田淑霄中醫婦科五十六年求索錄》, 《평맥변증전승실록백례平脈辨證傳承實錄百例》에서 평맥변증에 대한 실례를 실증하였습니다.

넷째, 온병 연구입니다. 《평맥변증온병구색平脈辨證溫病求索》에서 평맥변증을 온병에 운용하는 법에 대하여 논하였습니다.

---

* 본서에서는 이하의 본문에서 저자의 이름을 리스마오(李士懋)가 아닌 이사무(李士懋)로 표기하였다.

다섯째, 치료대법구색治療大法求索입니다. 《논한법論汗法》, 《화울발지火鬱發之》에서 평맥변증으로 치료하는 방법에 대하여 논하였습니다.

여섯째, 의안선편醫案選篇입니다. 《평맥변증상유의집平脈辨證相濡醫集》에서 의안을 통해 구체적인 임상 실제에 대해서 논하였습니다.

일곱째, 논문선편論文選篇입니다. 《평맥변증상유의론平脈辨證相濡醫論》에서 그간 발표하였던 주요 논문에 대하여 재정리하였습니다.

2. 현대한의학 임상강좌

2002년 11월, 중국에서는 전 세계적인 대유행을 일으킬 수도 있었던 중증급성호흡기증후군(SARS)이 발병하였습니다. 당시 서의西醫 진영에서는 원인도 모르고 치료법도 없어 속수무책이었고, 사망자가 늘고 있었습니다. 이에 명노중의名老中醫인 등철도鄧鐵濤를 위시하여 안덕형顏德馨, 주중영周仲瑛, 주양춘朱良春, 이보인李輔仁, 이가李可, 장기張琪, 이진화李振華, 초수덕焦樹德, 노지정路志正 등 10인의 중의사들이 유서를 남기고 사스 창궐 지역으로 떠났습니다. 그 후 중·서의들의 노력으로 미국의 신종플루와 같은 사태는 발발하지 않았고, 이듬해 봄에 완전 방역을 이루어냈습니다. 17세기 조선에서도 당독역(오늘날의 성홍열)이 처음 발병하여 많은 사망자가 발생하자, 허준이 벽역신방을 지어 효과적으로 방역함으로써 이듬해부터 사망자를 급감시켰던 사례가 있었습니다. 그러나 당금의 한국 의료실정과 2015년의 메르스 사태를 되돌아볼 때 깊은 회한과 부끄러움을 면치 못할 것 같습니다.

최근 중국에서는 중의학을 중심으로 서의학을 결합하여 노벨의학상을 수상할 정도로 기초이론과 임상 부문에서 큰 발전을 이루었습니다. 한국 한의학계도 지난한 의료현실을 극복하려면 현대중의학과 서양의학이라는 새로운 성장동력을 효율적으로 활용해야 합니다. 현재 진행 중인 '현대한의학 임상강좌'는 국의대사를 비롯하여 근현대 명노중의들의 실전지식들을 체계적으로 소개하고 현대한의학의 재정립과 발전에 앞장서고자 기획되었습니다.

3. 맥학심오

2015년 여름, '현대한의학 임상강좌'에서 2기 국의대사인 이사무 선생의 《중의임증일득집中醫臨證一得集》을 강의하였습니다. 그 과정에서 많은 한의사들이 맥진에 대하여 익숙하지 못한 것이 안타까워 《맥학심오脈學心悟》 강의와 실습을 급히 개설하였습니다. 당시에는 《중의임증일득집》의 이해를 위한 보조 강의였기 때문에 《맥학심오》 전체를 강의한 것이 아니었고, 《맥학심오》의 핵심만을 발췌·번역하여 이론적 토대를 삼고 이를 바탕으로 실습을 진행하였습니다. 이후에 《맥학심오》를 접한 윤석희 원장님과 정한 원장님이 이 책을 번역해서 널리 읽히면 좋겠다는 의견을 냈고, 두 분이 원서를 번역하고 제가 번역원고를 교열한 후 '강설'을 붙여 그해 겨울에 2차 《맥학심오》 강의를 진행하였습니다. 겨울 강의 도중 이사무 선생의 부음을 접하고 훌륭한 스승님의 소천에 안타까워하던 중, 《맥학심오 강의》에 대한 출판을 물고기숲 임민수 대표로부터 제안을 받고 부족하나마 세상에 내놓으니, 교학상장의 밑거름이 되었으면 합니다.

번역을 담당한 윤석희 원장님과 정한 원장님, 강의마다 정리하여 자료집으로 만들어준 남상규 원장, 그리고 끊임없는 지지와 날카로운 비판으로 흐트러지지 않게 붙잡아주는 이윤심 원장께 깊은 감사를 드립니다.

조원준

차례

脈學心悟 강의

1부 총론

제1장 맥진을 중심으로 한 변증논치 방법의 형성 과정

예로부터 "한의학*의 어려움은 병증病證을 식별하는 데에 있다."고 하였다. 병증病證을 식별하는 관건은 맥진에 달려 있고, 맥진을 통해 정성定性, 정위定位, 정량定量, 정세定勢를 할 수 있다. 필자는 한의학에 입문한 지 50여 년간 오랜 학습과 임상실천 과정을 통해 맥진을 중심으로 한 변증논치辯證論治 방법을 점차 형성하였다.

임상에서 치료 효과가 다소 좋지 못하거나 심지어 오랫동안 치료해도 낫지 않는 환자를 만나면 망연자실하여 어찌할 바를 모르고 매우 부끄러워했다. 이것은 모두 변증논치의 수준이 높지 않았기 때문이다. 경전과 명저를 열심히 공부하였지만 단번에 이루기는 더더욱 어려웠고, 마음속으로 여전히 확실하게 알지 못하는 것 때문에 고민이 뇌리를 항상 떠나지 않았다.

어떻게 하면 변증논치의 수준을 높일 수 있을까? 임상 전반기 십여 년 동안은 변증을 할 때 주로 설진舌診을 신뢰하였다. 설진은 비교적 직관적이고 관찰이 쉬우며 또한 혀로 오장육부를 꿰뚫어볼 수 있는데, 그 점이 변증에서 설진舌診을 중시한 이유였다. 그러나 임상을 오래하자 몇몇 설舌과 증상이 부합하지 않는 현상을 발견하였다. 가령 재생불량성 빈혈을 앓는 환자가 설담반대舌淡胖大하여 아무리 보補해도 호전되지 않았지만, 양혈산혈凉血散血로

* 일부에서는 中醫를 한의학으로 번역하였다.

바꾸어 투약하였더니 바로 치유되었다. 관상동맥경화증 환자의 혀가 암홍색을 띠고 혹 광강光絳하여 자음청열활혈滋陰清熱活血하였지만 효과가 없었는데, 온양통맥溫陽通脈으로 바꾸어 투약하였더니 나았다. 설강舌絳하면서 갈라져 양음養陰하였더니 도리어 심해졌지만, 온양溫陽하니 혀가 오히려 점차 홍활紅活해지고 설태舌苔가 생겼다. 어떤 경우는 설태舌苔가 황후黃厚하여 청열화습清熱化濕하였더니 낫지 않았지만 온양화습溫陽化濕하였더니 나았다. 설舌과 증證이 부합하지 않는 의안 때문에 필자는 설진舌診을 중심으로 하는 변증논치 방법에 회의가 들었고, 맥진을 점차 믿고 중시하게 되었다.

임상에서 변증을 할 때 사진四診을 함께 참고한다고 하지만, 사진四診은 각각의 중요도가 같지 않다. 예로부터 모두들 보아서 아는 것을 신神이라고 말한다. 무엇을 보는 것인가? 신神을 보고 색色을 보고 형태를 보는 것이다. 필자가 현재 진료하고 있는 환자는 급성병과 위중병危重病이 비교적 적고 만성병과 난치병이 많은 편이다. 환자의 형形, 색色, 신神에 항상 현저한 변화가 있는 것도 아니며, 망설望舌 또한 설舌과 증상이 부합하지 않는 현상이 자주 나타나기 때문에 망진望診을 변증의 주요 근거로 삼기는 어려웠다. 들어서 아는 것을 성聖이라고 말한다. 문진聞診은 소리를 듣고 냄새를 맡는 것이다. 하지만 몇몇 만성병 환자들에게서 소리와 냄새의 현저한 변화가 나타나기는 아주 어려우므로 문진聞診도 변증논치의 주요 수단으로 삼기는 어려웠다. '물을 문'의 문진問診은 필수적으로 물어야 하는 것으로, 환자가 고통스러워하고 원하는 것을 알아야만 한다. 그러나 어떤 환자는 증상이 아주 적다. 가령 두통은 있으나 다른 증상이 없다면 문진問診만을 근거로 한열허실寒熱虛實을 변증할 수 없다. 어떤 환자는 호소하는 증상이 너무 많아 30분 동안 설명할 수 있으며 심지어 몇 가지 괴이한 증상도 가지고 있다. 예를 들어 어떤 환자는 허리에서 하지下肢까지 모래나 노끈 같은 것이 지나가는 느낌이 들고 머리끝에서 발끝까지 불편하지 않은 곳이 없다고 한다. 이 경우 변증이 막연하여 어찌할 바를 모르게 된다. 또한 증상에만 근거한다면 병기病機를 판정하기가 매우 어렵기 때문에 문진問診도 대단히 국한적이다. 나는 처방전을 써서 어떤 병을 치료해 달라고 요청하는 사람을 자주 만난다. 이때 어떤 경우는 몇 가지 증상만을 말하고, 어떤 경우는 서양의학적 진단을 말한다. 하지만 매우 유감스럽게도 진맥을 하지 않고서는 한열허실寒熱虛實이 명확하지 않아 처방을 내리기가 사실상 어렵다.

필자가 맥진을 신뢰하는 것은 전적으로 대학 은사님들의 영향을 받았기 때문이다. 아주 많은 선생님들이 모두 맥진을 강조하였다. 진신오陳愼吾 선생님은 맥을 짚어서 병의 성질을 바로 알아야 한다고 강의하셨다. 학생 때는 비록 체득하지 못했지만 상당히 깊은 인상을 받았다. 경전을 학습해 보면 《내경內經》에서 《상한론傷寒論》, 《금궤요략金匱要略》에 이르기까지 모두 맥진을 아주 중시하였다. 가령 《내경》에서는 "맥에 오묘함이 있기 때문에 잘 살피지 않으면 안 된다.", "기구氣口의 1촌 정도로 죽을지 살지를 판단한다."라고 하였다. 아주 많은 질병의 성질, 길흉순역吉凶順逆을 모두 맥으로 진단하며 내용도 대단히 풍부하다. 《난경難經》에서는 맥을 논한 분량이 대략 전체의 25퍼센트를 차지한다. 촌구맥진법寸口脈珍法을 확립하였고, 아울러 맥에 대한 전체적인 논술을 하여 후세의 모범이 되었다. 중경仲景은 《상한론傷寒論》 첫머리에 맥을 전문적으로 논한 〈변맥법辨脈法〉과 〈평맥법平脈法〉을 두었다. 중경은 《상한론》 서문에서 "《소문素問》, 《구권九卷》, 《팔십일난八十一難》, 《음양대론陰陽大論》, 《태려약록胎臚藥錄》의 내용을 가려서 채용하고 '평맥변증平脈辨證'을 합쳐서 《상한잡병론傷寒雜病論》을 만드니 모두 16권이다."라고 하였다. 평平은 빙憑(기대다)이다. 예로부터 맥에 근거하여 변증한 전문서적이 이미 있었고, 중경은 이것을 인용하여 맥에 근거해 진단하는 방법(평맥법平脈法)에 관한 전문적인 편을 엮은 것이다. 맥에 근거하여 변증하는 중심사상은 《상한론》의 각 편을 관통한다. 매 권마다 맥진을 부각시켜 "변○○병맥증병치辨○○病脈證幷治"라고 하였다. 병病마다 모두 대단히 유사한 임상 표현을 가지고 있으나, 병기病機는 제각기 다르다. 이는 하나의 병病 속에 몇 개의 증證이 있기 때문이다. 증證은 어떻게 확정하는가? 중경이 말한 "맥증병치脈證幷治"라는 것은 맥의 변화에 근거하여 증證을 확정하는 것이다. 증證이라는 것은 질병에서 특정 단계의 병기적 총화인데, 이러한 병기病機에 의해 치법治法이 서고, 이러한 치법에 의해 처방이 나온다. 이렇게 하면 맥을 중심으로 한 변증논치 체계를 완벽하게 형성한 것이 된다. 《내경》, 《난경》, 《상한론》, 《금궤요략》과 역대 명의들의 논술과 의안을 종합해 보면 맥을 중시하지 않은 경우가 없다. 필자는 수십 년 동안 맥진에 전념하여 약간의 깨달음이 있었다. 이에 망진望診, 문진聞診, 문진問診의 기초 위에 맥진脈診을 중심으로 한 변증논치 방법을 차츰 형성하였다.

이렇게 맥진을 중심으로 한 변증논치 방법이 점차 형성되었다. 그후 필자는 이러한 길을 가는 것이 맞는지 여러 번 고민해 보았다. 다만 단편적인 면에 집착하여 사소한 문제를 파고들어가 통계학에서 말하는 것과 같은 시스템적 오류를 초래하는 것은 아닌지 걱정스러웠다. 그러나 이러한 방법에 의하여 변증논치를 하면 예상한 치료 효과를 충분히 거둘 수 있음이 임상에서 반복적으로 검증되었다. 특히 오랫동안 치료해도 낫지 않는 몇몇 난치병 환자들에 대하여 새로운 견해와 방법을 늘 창안하여 탁월한 치료 효과를 거두었다. 따라서 맥진을 중심으로 한 변증논치 방법을 더더욱 확신하게 되었고, 시간이 지날수록 더욱 확고부동해졌다.

필자는 맥진을 중시하지만 다음의 두 가지 경향은 찬성하지 않는다.

첫째는 맥진의 작용을 과장하는 것이다. 환자는 입을 열 필요도 없고, 한 번 맥을 짚으면 병정病情의 연유를 바로 안다는 것이다. 한 번 진맥을 하자마자 환자의 증상을 줄줄 끊임없이 이야기하고 바로 처방하여 약藥을 쓰니, 환자는 연신 고개를 끄덕이고 탄복하지 않을 수 없게 된다. 필자가 진료할 때도 이런 환자를 늘 만난다. 본인의 증상은 말하지도 않으면서 맥을 짚자마자 병정病情을 이야기해 달라고 한다. 때로는 한나절 동안 환자에게 말로 설명해도 간혹 소매를 뿌리치고 가버린다. 때로는 어쩔 수 없이 환자의 병정病情을 설명하기도 하나, 확실성이 늘 충분하지는 않았다. 한 번 진맥을 하자마자 병정病情을 서술하는 의사가 몹시 부러워서, 환자로 가장하고 가서 훔쳐본 적이 있었다. 많은 증상을 이야기하면 그중 환자에게 해당되는 한두 증상이 포함된다. 그러니까 환자는 고개를 연신 끄덕이며 옳다고 말하지만, 환자의 주소증主訴症을 바로 가리키지는 못하는 경우가 대부분이었다. 하나의 증상을 여러 종류의 맥상에서 볼 수 있고, 하나의 맥상에서도 여러 증상을 볼 수 있으므로, 진맥에만 의지하여 환자의 증상을 정확하게 서술하기는 어렵다. 《맥학집요脈學輯要》에는 "어찌 온갖 변화하는 증상을 맥에 미리 귀속시킬 수 있겠는가?"라고 잘 표현되어 있다. 의사의 경험치에 따라 다르겠지만 일부 증상은 맥진에 근거하여 확실히 묘사할 수 있다는 것을 부인하지는 않는다. 다만 하나의 보편적인 규율인 것처럼 맥으로 증상을 정해서는 안 된다. 더 심한 것은 한 번의 진맥으로 서양의학의 진단인 간염, 신염, 관상동맥경화증 등을 말하는 것이다. 또 어떤 경우는 한 번의 진맥으로 종양을 진단하여 몇 개의 종양이 있고, 크기는 어느 정도이며, 어느 부위에 있다고 장황하게 묘술한다. 나는 그 사람만 못한 것을 부끄럽게 여기지만 그를 믿지는 않는다. 그가 말재주를 부려 환심을 사는 것이 아닐까 의심할 뿐이다. 진리는 한걸음만 벗어나도 바로 오류가 된다. 맥진의 작용을 과장하는 것은 한의학을 널리 알리는 것이 아니라 한의학을 크게 망칠 소지가 있다.

망진望診, 문진聞診, 문진問診을 기초로 맥진을 운용하여 해당 병증의 추정적 진단을 얻는다. 그 후 진맥을 다시 하여 질병의 성질性質, 병위病位, 병세病勢, 정도程度를 판단하는 것이다. 바로 《맥학집요》에서 "어떠한 증이 있으면 진맥으로 음양표리陰陽表裏, 한열허실寒熱虛實을 살펴서 치료해야 한다."라고 한 것과 같다. 만약 망진望診, 문진聞診, 문진問診의 삼진三診을 버리고 한사코 맥으로만 증상을 설명하려고 한다면, 이는 그림에만 의존하여 준마를 찾는 것按圖索駿처럼 융통성 없이 일을 처리하는 것이고, 장님이 애꾸눈 말을 타고 연못가를 지나는 것처럼 매우 위험하다.

둘째는 맥진의 작용을 부정하여 맥진은 심박수(heart rate), 심장의 율동(heart rhythm), 강약, 대소를 탐색하는 것일 뿐 진단과 치료에 그다지 작용하지 못한다고 생각하는 것이다. 더 심한 경우 맥진은 맥을 짚는 요식행위로 시간을 벌어서 어떤 처방을 해야 할지 판단하기 위한 수단이며, 진맥은 유명무실하다고 말한다. 이것은 주로 맥진에 대한 깊은 이해가 부족하고, 또 쓸 줄은 모른 채 도리어 "신포도酸葡萄*"라고 말하면서 맥진을 폄하하는 것이다. 맥진에 숙련되는 것이 어렵기 때문에 대부분 어렵다고 내버린 탓에 맥진에 더욱 생소해진 것이다.

현재 한의학에서 병을 치료하는 방법에는 크게 다음의 4가지 유형이 있다.

첫째, 서양의학의 진단에 근거하여 한약을 쓰는 것이다. 가령 바이러스감염으로 인한 발열에 대부분 청열해독清熱解毒하는 약을 쓰는 것은 소염, 항균, 항바이러스를 하려는 의도이다. 한의학에서는 암으로 진단하면 항암작용을 갖춘 반지련半枝蓮, 백화사설초白花蛇舌草 등을 대량으로 쓴다. 나는 일전에 어떤 의사가 카드 한 묶음을 품고 있다가, 환자가 담낭염이면 담낭염 카드를 찾아 치료 효과가 높은 처방을 그대로 베끼는 것을 보았다. 물론 우연히 치료 효과가 좋은 경우도 몇 번은 있을 것이다. 이런 식으로 진료한다면 변증논치가 무슨 필요가 있겠는가? 한두 푼으로 카드 한 묶음을 사기만 하면 되는데, 어찌 모든 사람이 의사 노릇을 하지 못하겠는가?

둘째, 몇 개의 단방單方과 비방祕方을 수집하여 병을 치료하는 것이다. 이는 수주대토守株待兎와 다를 바 없으나 혹 효과를 보기도 한다. 이것은 중국에서 아주 보편적인 것으로 글자를 모르는 노파도 몇 가지 단방은 알고 있다. 효과가 있는 경우도 있겠지만, 결국 의사라고 할 수는 없다.

셋째, 진료를 고정적이고 경직된 방식으로 하는 것이다. 위병胃病을 보기만 하면 바로 대량의 건비행기약健脾行氣藥을 쓰고서 이 병의 치료규율이라고 말한다. 비록 어느 정도 효과는 있겠지만 영활한 변증이 어려워 편견에 얽

---

* 酸葡萄는 가지고 싶지만 가지지 못한 물건에 대해 자기 위안의 심리를 풍자하는 말이다.

매이게 된다.

넷째, 적극적으로 변증논치를 주장하지만 변증 방법에 차이가 있는 것이다. 망진望診에 편중된 사람도 있고 설진舌診에 편중된 사람도 있으며, 문진問診에 편중된 사람도 있고 복진腹診에 편중된 사람도 있다. 또한 목진目診, 수진手診, 협척진夾脊診 등에 편중하여 사람마다 견해가 각각 다르다. 필자는 사진四診을 기초로 하되 맥진에 치중하여 맥진을 중심으로 하는 변증논치 방법을 만들었다. 반세기 동안 부단히 학습하고 실천하여 하나의 방법으로 점차 정리하였다. 필자는 이 방법을 실행하여 유효하다고 느꼈기 때문에 굳게 믿어 의심치 않는다.

현재 논란이 되고 있는 순중의純中醫(정통 중의)와 철간중의鐵杆中醫(골수 중의) 문제의 경우, 필자는 철간중의鐵杆中醫라고 자부한다. 순중의純中醫는 현대의 과학적 진단검사 방법을 거부하지 않는다. 이런 진단검사 방법은 한의학 사진四診의 연장이므로 서양의학도 쓸 수 있고 한의학도 쓸 수 있다고 본다. 나는 일찍이 이런 관점을 거부하지 않았다. 다만 충분히 배우지 못한 것이 유감이다. 서양의학의 검사와 진단은 우리들이 병정病情을 이해하고 치료 효과와 예후를 판단하는 데에 많은 도움이 되기 때문에, 필자도 계속 열심히 학습하고 있다. 그러나 필자는 변증하고 용약用藥할 때 절대로 서양의학의 이론을 뒤섞지 않으며, 엄격하게 한의학 이론 체계에 따라 변증논치를 한다. 여기에 그 순수함이 있는 것이다.

임계학任繼學 선생님이 일찍이 "60세가 되기 전에는 한의학을 이해하지 못했다."라고 하였으니, 참으로 그런 것 같다. 한의학은 학문이 넓고 깊어 확실히 배우기 어려운데도, 조금 맛만 보고서 바로 공부를 멈춰버리니, 그 심오한 이치를 탐구하기가 쉽지 않다. 처음 차를 맛보면 쓴맛만 느끼고, 처음 술을 마시면 독하기만 하다. 그러다가 시간이 오래되어서야 그 달고 진한 맛과 향기로운 내음이 심신에 스며들어 마음을 달래주는 것을 알게 된다. 한의학도 이와 같아서 배움이 얕은 사람은 깊은 경지에 도달하기 어렵다. 한의학은 심오한 이론적 우세와 방대한 임상실천적 우세를 가지고 있다는 점에서 특장점이 있다. 응급질환에서부터 만성병, 난치병에 이르기까지 모두 크게 우세한 점이 뚜렷이 나타난다. 필자는 의료에 종사한 지 50여 년 만에 비로소 약간의 깊은 맛을 점차 알게 되었다. 한의학 이론의 정수는 하나로 귀결되니 바로 변증논치이다. 변증논치의 수준이 높을수록 임상에서 치료 효과가 더욱 좋다. 그 때문에 우리가 평생 추구한 것은 바로 변증논치의 수준을 제고하는 것이었다. 이것을 꾸준히 추구하던 중 맥진을 중심으로 한 변증논치 방법을 만들었으며, 전에 발표한 졸저 속에서도 이러한 사상이 구현되었다.

필자의 임상 진료를 귀납해 보면 크게 다음의 5가지 특징이 있다.

첫째, 한의학 이론을 지침으로 삼아 엄격하게 따른다.

둘째, 마음에 전체를 조망하는 식견을 둔다.

셋째, 먼저 허실虛實을 분별한다.

넷째, 맥진을 중심으로 변증논치를 하되, 정해진 처방이 없고 정해진 치법이 없이 동태적 상황에 따라 능동적으로 진단하고 치료한다.

다섯째, 경방經方을 숭상한다.

이것은 본래 한의사가 가져야만 하는 소양으로 특별한 것이라고 할 수도 없다. 하지만 학술적으로 변화한 지금에 있어서는 원래 특별하지 않았던 이러한 특징이 도리어 한의학계의 임상적 특징이 되었다. 이른바 맥진을 중심으로 한다는 것은, 주로 맥에 근거하여 질병의 성질性質, 병위病位, 정도程度, 병세病勢를 판단한다는 것이다. 또한 맥으로 증상을 해석하고, 맥으로 혀와 안색을 해석한다는 것이다. 구체적인 운용은 졸저《상유의집相濡醫集》,《관심병중의변치구진冠心病中醫辨治求眞》,《중의임증일득집中醫臨證一得集》등의 서적에 실린 의안에 상세히 소개되어 있다.

강설

● 맥학으로 2기 국의대사가 된 이사무李士懋 선생과 전숙소田淑霄 선생 내외께서 사진四診 중 맥진을 중심으로 변증논치를 하게 된 과정을 서론 격으로 기술한 부분입니다. 우리가 환자를 진료할 때 가장 고민에 빠지게 되는 순간은, 이 환자가 왜 아픈 것인지를 분명하게 알지 못할 때인 것 같습니다. 때문에 양방의 진단용 의료기기를 한의사도 사용할 수 있게 해 달라고 하는 것이겠지요. 그러나 병을 감별하는 변병辨病과 증을 감별하는 변증辨證은 다른 개념입니다. 물론 환자를 진단하고 치료하는 데는 변병과 변증이 모두 중요합니다. 이 환자가 아픈 이유에 대해서 서양의학적인 자료를 참조할 수 있다면 환자의 병증을 이해하는 데에 많은 도움을 받을 수 있습니다. 그러나 한의학은 한약을 쓰는 것이기 때문에, 한약을 쓰는 지침은 반드시 변증에 근거한 것이어야 합니다. 비록 '급하면 치표治標한다.'는 원칙에 따라 변병에 관련된 약재들이 치표제治標劑로 활용될 수 있기는 합니다. 하지만 처방의 기본 골격은 언제나 변증을 근거로 군신약君臣藥이 정해져야 충분한 치료 효과를 담보할 수 있는 것이지요.

● 그럼 변증을 잘하기 위해서는 어떻게 해야 하는 것인가? 고래로부터 한의학적 진단으로 망문문절望聞問切의 사진四診 체계가 있습니다. 이 망문문절望聞問切의 사진四診을 통해 환자의 변증구조를 최대한 정확히 파악할수록 치료율은 그만큼 높아지는 것이지요. 혹자는 망문문절望聞問切 중 어느 진단에 능통하느냐에 따라 신의神醫, 성의聖醫, 공의工醫, 교의巧醫라는 수준 차이가 생긴다고 말하기도 합니다. 그러나 망문문절望聞問切은 진단 능력에 따른 의사의 수준을 가늠하는 것이 아니라 질병을 진단하는 순서일 따름입니다. 망진望診은 환자가 들어오는 것을 보면서 환자의 겉으로 드러나는 1차적인 대강의 몸 상태를 파악하는 것이지요. 또한 환자가 가까이 오면 환자가 내는 소리와 냄새 등을 통해 2차인 몸 상태를 가늠한 후, 환자가 불편해하는 3차적인 부분을 묻는 것이지요. 이 단계까지 거

치면 환자가 의사에게 능동적으로 가르쳐줄 수 있는 것은 다 가르쳐준 셈입니다. 여기까지는 굳이 의사가 아니더라도 환자를 통해 알 수 있는 것이지요. 의사라면 이것들을 기초자료로 삼아 환자가 한의학적으로 왜 아픈지를 파악할 수 있어야 하지요. 이때 환자도 모르는 환자의 몸 상태에 대해서 가장 객관적으로 보여주는 것이 절진切診인 맥진입니다.

● 그럼 왜 맥진을 가장 객관적인 진단 방법이라고 하는 것인가? 눈으로 보고 귀로 듣고 코로 냄새 맡는 것이 더욱 객관적일 것 같다고 생각할 수 있는데요. 그러나 이러한 망진望診과 문진聞診은 환자를 진단할 때 그다지 많은 정보를 제공해 주지는 않지요. 그나마 임상에서 유용성이 비교적 높은 설진舌診의 경우, 급성·열성전염병에서는 진액津液의 상태가 관건이 되기 때문에 어느 정도 유의성이 있습니다. 그러나 잡병雜病의 경우에는 설진舌診이 오히려 진단에 혼란을 주는 경우도 많습니다. 일단 이사무李士懋 선생이 예로 든 것을 먼저 살펴보겠습니다. 재생불량성 빈혈인 환자는 적혈구 수치가 떨어지기 때문에 설담舌淡해질 수 있습니다. 그러나 여기에서처럼 설담舌淡과 설체舌體의 비대를 기혈허氣血虛로 보고 이를 위주로 치료하였을 때, 정말로 기혈허氣血虛가 이 환자의 병리적 고리인가를 판단해야 합니다. 이 환자에게 기혈허氣血虛가 있을 수는 있습니다. 그러나 기혈허氣血虛를 보충한다고 해서 언제나 이러한 환자의 빈혈을 치료할 수 있는 것은 절대 아닙니다. 그 기혈허氣血虛가 생긴 이유가 무엇인지를 파악할 수 있어야 하며, 환자의 병증에서 기혈허氣血虛가 과연 얼마만한 병리적 비중을 가지고 있는지를 확인할 수 있어야 한다는 것이지요. 이 예에서 양혈산혈凉血散血로 바꾸었더니 치유되었다고 하였습니다. 그 말은 재생불량성 빈혈이라는 서양의학식 변병辨病이, 이 환자의 경우에는 혈열血熱과 혈어血瘀라는 한의학적 변증에 속한다는 것이지요. 이 혈열血熱과 혈어血瘀가 과연 이 환자의 설진舌診에서 드러났는가? 혈열血熱과 혈어血瘀라는 실증實證이 기혈허氣血虛라는 허증虛證에 가려져, 설진舌診이 오히려 혼란을 야

기했을 뿐이지요. 두 번째 예로 든 관상동맥경화증 환자의 경우, 혀가 암홍색을 띠고 혹 광강光絳하다고 하였습니다. 일반적인 설진舌診 규율로 보면, 암홍색은 어혈瘀血을 나타내고 광강光絳한 것은 음허열陰虛熱을 나타내지요. 때문에 설진舌診으로는 어혈瘀血과 음허열陰虛熱을 가지고 있다고 볼 수 있습니다. 따라서 자음청열활혈滋陰淸熱活血하였던 것이지요. 문제는 암홍색이 어혈을 나타내는 경우가 일반적이기 하지만, 혈액의 흐름이 장애를 받는 광의의 어혈 상황에 모두 암홍색이 나타날 수 있으며, 그 광의의 범주에는 혈액의 흐름을 추동推動하는 양기陽氣의 허쇠虛衰도 포함된다는 것이지요. 즉, 양기陽氣가 허虛하면 혈액의 흐름이 무력無力해지기 때문에 어체瘀滯되어 혀가 암홍색을 띨 수 있는 것이지요. 또한 음허陰虛하면 일반적으로 지도설地圖舌·경면설鏡面舌이나, 세 번째 예에서처럼 설질舌質이 논바닥처럼 갈라질 수 있지요. 그러나 양허陽虛하여 기혈氣血의 운화運化가 불리해져도 진액이 제대로 수포輸布되지 못하기 때문에 설태舌苔가 사라질 수 있습니다. 온양溫陽하여 나았다는 것은 음허열陰虛熱에 의한 어혈이 아니라 양허陽虛에 의한 순환장애라는 것이지요. 이 또한 설진이 혼란을 초래한 것이지요. 설태舌苔가 황후黃厚하다고 해서 단편적으로 습열증濕熱證만 떠올릴 것인가? 습열濕熱이 생긴 이유가 외감外感에 의한 것이라면 일반적으로 실증實證의 습열증濕熱證일 확률이 높긴 하지요. 그러나 해당 환자가 평소에 비위脾胃가 허한虛寒하여 생습生濕·생담生痰하고 이러한 습濕과 담痰이 온구蘊久하면서 화열化熱하였다면, 이 병증의 본증本證은 비위허한脾胃虛寒이기 때문에, 실증實證의 습열증濕熱證을 치료하는 청열화습법淸熱化濕法을 쓰면 비위脾胃를 더욱 손상시키게 되는 것이지요. 이 경우 설진이 본허표실증本虛標實證을 실증實證으로 가려버린 것입니다. 만약 재생불량성빈혈 환자의 맥이 홍활洪滑하면서 유력有力하다면, 관상동맥경화증 환자의 맥이 침현세沈弦細하면서 무력無力하다면, 황후태黃厚苔 환자의 맥이 유濡하면서 무력無力하다면, 설진에 의한 방해를 받지 않고 환자의 상태를 제대로 인식하여 처방을 구성할 수 있겠지요. 이러한 것들이 바로 맥진이 환자의 상태를 나타내주는 가장 객관적인 이유가 되는 것입니다.

● 그럼 문진問診은 어떨까요? 미국드라마 〈닥터 하우스〉에서 정신이 번쩍 드는 의학적 충고가 나옵니다. "Everybody lies!(모든 사람이 거짓말을 한다)"는 것입니다. 환자가 의도한 것이든 의도하지 못한 것이든 자신의 몸 상태에 대해서 의학적인 답변을 해줄 수 있다고 기대하는 것은 무모한 것이지요. 하물며 거짓말까지 포함되어 있을 경우라면! 어떤 환자는 단편적인 증상 몇 가지만 호소하고, 어떤 환자는 자신의 일대기를 《태백산맥》만큼 장황하게 구술하기도 하지요. 간혹 문진차트라는 것을 읽어보면 환자에 대하여 머리끝에서 발끝까지 여러 장에 걸쳐서 상세히 기록은 되어 있으나, 풍요 속의 빈곤이라고 정작 필요한 의학적 인과관계는 오히려 빠져 있는 경우가 많더군요. 이는 진단을 위한 의학적이고도 합리적인 문진이 아니라 진단에 자신 없는 의사가 일단 환자의 상태를 놓칠까 봐 최대한 많이 적어놓은 것에 불과합니다. 어느 경우에는 환자에게 설문지를 직접 작성하라고까지 하지요. 환자에게 소화가 잘 되느냐고 물었을 때, 의학적으로 소화가 잘 되는 상황을 인식하고 있어서 이에 대해 진단적 유효성을 확보한 대답을 해주는 경우가 과연 얼마나 있을까요? 노력에 비하여 변증 지표로 삼을 만큼의 자료를 확보하는 경우는 매우 희박하지요. 따라서 문진을 제대로 하려면 환자가 호소하는 것을 위주로 기록한 후 맥진을 토대로 환자 상태를 확인하기 위해 묻는 것이어야 합니다. 이렇게 해야만 진단에 의미 있는 의학적 문진이 이루어지는 것이지요. 임상에서 유용한 문진법에 대해서는 《중의진단변증사로해석中醫診斷辨證思路解釋》에 제법 자세히 기술되어 있으니, 참고하기 바랍니다. 특히 이 책은 많은 병증들의 문진법에 대하여 환자와 의사의 상황극을 통해 잘 설명하고 있습니다. 간혹 모 학회의 불문진단법이나 복진법에 대해서 질문하는 분이 있습니다. 나름 일정 정도는 의미가 있는 진단법이기는 하지요. 다만 특정 의서에 있는 처방이 완전무결하다는 전제를 깔고 이 처방

들을 쓰기 위한 방법으로 사용하고 있는 것을 볼 때, 진한 아쉬움이 남습니다.

● 그럼 가장 객관적인 진단 지표라는 맥진이 임상 현장에서 제대로 적용되고 있지 못한 이유는 과연 무엇일까? 이는 맥진에 대한 오해에서 비롯됩니다. 환자는 물론이거니와 일부 한의사들도 맥진을 무협소설 수준으로 생각하는 경우가 있습니다. 무협소설에서야 묵향 정도 되는 내공 충만한 현경급 고수가 자신의 기를 환자의 맥문에 집어넣어 환자의 전신을 샅샅이 훑으니 MRI보다 정확한 진단이 나올 수도 있겠지요. 그러나 현실은 현실입니다. 여기 일반인들이 자신을 명의로 숭배하게끔 만드는 비법이 적혀 있습니다. 환자의 맥을 짚고 자신의 머릿속에 있는 모든 의학적 지식을 줄줄 읊으면, 그중 한두 가지는 반드시 걸리게 되는 것이지요. 제발 이러지 맙시다. 이러니 환자들은 입도 뻥긋하지 않고 손목만 내밀면서 자기 병을 알아맞히라고 하는 것이지요. 환자야 맥진이 무엇인지 모르니 그런다고 치고, 한의사도 이러고 있으면 곤란합니다. 또한 맥진을 그냥 흉내만 내는 경우가 많지요. 한의사이니 맥을 짚어야 한다는 것은 누구나 공감하고 있는 것이고, 잠시 맥을 짚는 척하면서 누이 좋고 매부 좋은 상황을 연출해 보자는 것이지요. 이름만 들어도 알 수 있는 유명한 한의사가 맥진하는 모습이 텔레비전에 간혹 나옵니다. 손만 봐도 맥진이 뭔지 그 개념조차 모르는, 아니 맥진에 관심도 없는 분이더군요. 제발 이러지 맙시다. 맥진이 이 지경이 되어 맥진의 역할을 못하게 된 것은 다 이유가 있어요. 맥진이 뭘 진단하기 위한 것인지, 환자는 물론 임상에서 맥진을 잘 운용해야 하는 한의사도 제대로 모르기 때문인 것 같습니다.

● 맥진은 무엇을 진단하기 위한 것인가? 맥진은 변증의 지표인 질병의 성질性質, 병위病位, 정도程度, 병세病勢를 알아내기 위한 것이지요. 그럼 질병의 성질, 병위, 정도, 병세는 무엇을 기준으로 하는 것인가?

맥진의 목적은 인체를 구성하고 있는 4가지 요소인 기혈음양의 허실을 파악하고, 질병의 성질性質, 병위病位, 정도程度, 병세病勢를 알아낸 후, 이를 바탕으로 환자의 변증 상황에 최대한 맞는 치법과 처방을 운용하여 환자를 치유하는 것이지요. 따라서 맥진은 증상을 알려주는 것도, 병증을 알려주는 것도 아니고, 더군다나 서양의학적 변병辨病을 알려주는 것은 절대 아니지요. 의사의 오랜 경험을 통해 맥을 보고 소화기 질환이 있다는 것을 유추할 수는 있지만, 어디에 암이 있고 암세포가 몇 개라고 하는 것은 백퍼센트 사기지요. 이런 사람은 맥진의 의미 자체를 모르는 사람입니다. 또한 맥을 짚고 '이런 증상이 있지?'라는 말을 환자에게 하고 싶어 하고, 그런 증상을 가지고 있는 환자의 놀라워하는 얼굴을 보고 싶어 하는 한의사가 있는데, 절대 이러지 마시기 바랍니다. 한의학을 천박하게 만들 뿐입니다. 맥진을 통해 유능한 한의사가 되고 싶은 것이 아니라 무당이 되고 싶어 하는 것이라면, 길을 잘못 들어도 한참 잘못 든 것이지요.

● 과거 중국에서 순중의純中醫, 철간중의鐵杆中醫 문제가 대두되었습니다. 의학의 헤게모니를 서양의학이 잡고 있다 보니, 중의학이 구시대적 유물로 전락할까 염려하였습니다. 화신파火神波의 이름난 노중의老中醫인 이가李可 선생이 순중의純中醫를 제창하였고, 1기 국의대사國醫大師인 등철도鄧鐵濤 선생이 철간중의鐵杆中醫를 제창하였지요. 공히 현실 임상에 유용한 중의학을 만들자고 모색한 것입니다. 《중의우세병종中醫優勢病種》 프로젝트도 이러한 위기감의 연장에서 제기된 사업 중의 하나이지요. 그러나 여기서 유념해야 할 것이 있습니다. 한의학을 보존하기 위해 서양의학을 무조건 배격하는 것도 아니며, 한의학을 발전시킨다는 명목으로 서양의학을 무분별하게 받아들이는 것은 더더욱 아니지요. 서양의학적 장점을 취하는 것은 한의학의 변증논치를 더욱더 발전시켜 좀 더 나은 한의학을 만들기 위한 전술에 불과할 뿐이지요. 병명을 참고하되 치료의 주는 반드시 변증에 있는 것이지요. 여기서 다시 한 번 짚고 넘어가야 하는 것은

변증논치에 대한 선입견을 버리라는 것입니다. 한의대 재학 시절에 무작정 암기했던 기계적인 도표가 변증논치라고 오해하면 절대 안 된다는 것이지요. 모든 병증에서 기혈음양의 허실이 기계적으로 나뉘는 것이 아니라, 기혈음양의 허실 자체가 비율의 차이만 있을 뿐 모든 병증에 공히 존재하기 때문입니다.

제2장 맥진에 대한 이해

1. 맥진의 의의

맥진은 우선 질병의 진단에 쓴다. 맥진은 사진四診의 하나이며, 질병의 진단과 질병의 전변傳變·예후를 판단하는 중요한 근거로 역대 의가들이 중시하였다. 맥진은 질병을 진단할 때 결정적인 작용을 한다. 수치화를 해본다면 대략 50~90퍼센트를 차지한다.

어떤 사람은 "예로부터 사진四診을 진단 가치의 순서로 배열한다면 당연히 망문문절望聞問切의 순서를 따르는데, 이 책은 맥진이 결정적인 작용을 한다고 여기니, 어찌 옛 가르침과 위배되지 않겠는가?"라고 묻기도 한다. 확실히 전통적인 관점과는 차이가 있다는 것을 부인하지 않는다. 필자는 망문문절望聞問切의 사진四診 배열이 진단 과정에서 운용하는 순서이지, 중요도로 배열한 것은 아니라고 생각한다. 의사가 병을 볼 때는 항상 환자의 안색과 모습을 먼저 보고, 호흡과 음성을 듣고, 불편한 것과 하고 싶은 것을 물어보고, 그런 뒤에 맥을 짚어서 명확하게 진단한다. 사진四診의 중요도로 논하자면 당연히 절진切診이 가장 중요하다. 왜냐하면 절진切診은 하나의 완전한 진단을 위한 4가지 요소를 판단하는 데에 중요한 작용을 하기 때문이다.

한의학적으로 하나의 완전한 진단을 위해서는 4가지 요소를 갖추고 있어야만 한다.

첫째는 병성病性이고, 둘째는 병위病位이며, 셋째는 정도程度이고, 넷째는 병세病勢이다. 이 4가지 요소는 '4정四定', 즉 정성定性, 정위定位, 정량定量, 정세定勢로 개괄할 수 있다. 가령 환자가 천증喘症이 있되 성질은 열熱하고 병위病位는 폐肺이며 열熱의 기세가 비교적 중重하다면 '폐열옹성肺熱壅盛'으로 진단한다. 병세病勢는 어떻게 체현體現되는가? 열熱이 성盛하면 상진모기傷津耗氣할 수 있으며, 열熱이 성盛하면 심포心包로 내전內傳될 수 있고 양명陽明으로 하전下傳될 수 있으며, 진액을 끈끈하게 끓여 담痰을 만들 수도 있는 것 등이다. 때문에 맥을 근거로 병세를 파악하여 역전逆傳을 끊고, 사기邪氣를 아직 받지 않은 곳을 미리 안정시켜 전변傳變을 예방하여야 한다. 이 4가지 요소를 갖추어야만 완전한 진단이라고 할 수 있다. 그러나 아직 정확한 진단이라고는 할 수 없다. 진단의 정확성 여부는 임상실천 과정에서 검증되어야 한다. 주관과 객관이 부합하고 예상한 치료 효과를 얻어야만, 이 진단이 정확하다거나 거의 정확한 것이라고 말할 수 있다. 만약 치료할수록 악화되고 주관과 객관이 부합하지 않는다면, 비록 진단은 완전하더라도 착오였던 것이다. 진단의 4가지 요소를 명확하게 하는 데에는 일반적으로 맥진이 중요하며 심지어 결정적인 작용을 한다.

(1) 질병의 성질은 주로 맥진에 근거하여 판단한다

이것은 경전 의서 속에 대단히 많이 기재되어 있다. 가령 《상한론傷寒論》 140조에서는 "태양병에 하법下法을 쓴 후, 그 맥이 촉促하며 결흉結胸이 되지 않은 것은 병이 풀리려는 것이다. 맥이 부浮한 경우에는 반드시 결흉結胸이 된다. 맥이 긴緊한 경우에는 반드시 인통咽痛이 있다. 맥이 현弦한 경우에는 양 옆구리가 반드시 당긴다. 맥이 세삭細數한 경우에는 두통이 멎지 않는다. 맥이 침긴沈緊한 경우에는 반드시 토하려고 한다. 맥이 침활沈滑한 경우에는 협열리協熱利가 있다. 맥이 부활浮滑한 경우에는 반드시 하혈下血한다."라고 하여, 맥을 근거로 한 것이 뚜렷하게 나와 있다. 《금궤요략金匱要略·폐위편肺痿篇》에서는 "맥이 삭허數虛한 경우는 폐위肺痿이고, 삭실數實한 경우는 폐옹肺癰이다."라고 하였다. 《금궤요략·학편瘧篇》에서는 "학맥瘧脈은 본디 현弦하다. 현삭弦數한 경우는 다열多熱하고 현지弦遲한 경우는 다한多寒하다."라고 하였다. 《상한론》 27조에서는 "태양병에 발열오한發熱惡寒하되 열熱이 많고 한寒이 적으며 맥이 미약한 경우는 양陽이 없는 것이므로 발한發汗시켜서는 안 된다."라고 하였다. 《금궤요략·장부경락편臟腑經絡篇》에서는 "환자의 촌寸에 부맥浮脈이 있으면 병이 표表에 있는 것이고, 척尺에 부맥浮脈이 있으면 병이 리裏에 있는 것이다."라고 하였다. 이와 유사한 기재는 경전 의서와 역대 문헌에 이루 헤아릴 수 없이 많다. 필자는 50여 년의 임상 경험으로 이에 대해 깊이 체득하였으며, 맥진을 더욱 신뢰하게 되었다.

질병의 성질은 한열허실寒熱虛實이 아닌 것이 없으며, 모든 것이 맥상脈象에 반영된다. 바꾸어 말하면 맥상에 근거해서 질병의 한열허실寒熱虛實을 유추하고 판단할 수 있다. 일반적인 규율로 말하면, 실증實證에는 맥이 실實하고 허증虛證에는 맥이 허虛하며, 열증熱證에는 맥이 삭數하고 한증寒證에는 맥이 지遲하다. 이것이 바로 질병의 성질에 대한 판단이다. 특히 위독하고 복잡한 환자이거나, 증상이 너무 적어서 변증하기에 충분한 근거가 부족한 환자이거나, 증상이 너무 많아서 어디서부터 시작해야 할지 도무지 알 수 없는 환자의 경우 맥진에 의한 판단이 더더욱 중요하다.

(2) 병위(病位)에 대한 판단도 주로 맥상(脈象)에 근거한다

아울러 경락과 장부의 증상을 결합하여 판단한다. 가령 촌부寸部의 맥상에 변화가 있으면서 심경心經의 증상이 나타나면, 병위病位가 심心에 있는 것으로 판단할 수 있다. 만약 폐경肺經의 증상이 나타나면, 병위病位가 폐肺에 있는 것으로 판단할 수 있다. 나머지도 모두 이렇게 유추한다. 다만 어떤 환자는 증상이 상부에 있으면서 병위病位는 하부에 있거나, 증상이 하부에 있으면서 병위病位는 상부에 있기도 하다. 이때는 맥진에 더더욱 의거하여 판단해야 한다. 어떤 환자가 4일 동안 후두통만 있을 뿐 다른 증상은 없었다. 진료를 맡은 실습생이 외감外感으로 여기고 신량해표제辛凉解表劑를 투여하였다. 내가 맥진을 하니, 척맥尺脈이 부浮하였다. 이것은 상화相火가 왕성하여 방광경膀胱經을 침음浸淫한 후 경락을 따라 상부를 작열하면서 후두통이 생긴 것이다. 지백지황환知柏地黃丸으로 바꾸어 투여했더니 나았다.

(3) 질병의 경중(輕重) 정도도 맥으로 판단할 수 있다

질병의 경중 정도는 모호하면서도 확실한 개념이다. 모호하다는 것은 수량화하기가 어렵다는 것이고, 확실하다는 것은 의사라면 반드시 병정病情의 경중을 명확하게 알아서 이를 근거로 약을 써서 치료해야 한다는 것을 가리킨다. 가령 폐열肺熱에 석고를 50그램 쓸 것인가? 아니면 10그램을 쓸 것인가? 병정病情의 경중을 명확하게 알지 못하면 적당한 약물과 용량을 확정할 수 없다. 병은 심한데 약력藥力이 부족하면 치료에 실패하고, 병은 가벼운데 약력藥力이 지나치게 강해도 치료는 실패한다. 질병의 경중 정도도 맥으로 판단할 수 있다. 가령 맥이 삭數하면 열熱이 있는 것이다. 삭실유력數實有力할수록 열熱은 더욱 심한 것이고, 삭數이 심하지 않다면 열熱도 가벼운 것이다.

(4) 병세(病勢)에 대한 판단은 주로 맥진에 근거한다

이른바 병세는 질병이 발전하고 변화하는 추세이다. 이러한 추세에는 3가지 정황이 있다. 첫째는 점차 호전되는 것이다. 둘째는 사기邪氣와 정기正氣가 서로 버티는 것이다. 셋째는 악화되어 병정病情이 가중되고 전변傳變됨으로써 사망에 이르는 것이다.

병세에 대한 판단은 곧 질병의 전귀轉歸와 예후에 대한 판단이다. 질병은 정지靜止해 있지 않고 성질, 병위病位, 정도가 부단하게 변화한다. 이러한 변화가 질병의 전귀轉歸와 예후를 결정한다.

① 질병 과정 중 병인(病因)이 부단하게 변한다

가령 외감병에서 처음에는 한사寒邪를 감수하였더라도, 한사寒邪가 온구蘊久하여 열熱로 변하면 열사熱邪가 상음화조傷陰化燥할 수 있다. 한寒이 열熱로 되고 조燥로 되는 변화는, 병인의 변화로 인해 병의 성질도 따라서 변한 것이다. 이러한 변화는 주로 맥상의 변화에 근거하여 판단한다. 맥이 긴緊한 것은 한寒 때문이다. 한사寒邪가 열熱로 변하면 맥이 부홍삭浮洪數으로 변하고, 상음화조傷陰化燥하게 되면 맥이 다시 세삭細數하게 변한다.

② 병성(病性)이 부단하게 변한다

이는 질병이 양증陽證에서 음증陰證으로 변하고, 실증實證에서 허증虛證으로 변하며, 열증熱證에서 한증寒證으로 변하는 것 등이다. 이러한 변화도 주로 맥상에 근거하여 판단한다. 가령 원래 실증實證의 맥이었으나 눌렀을 때 무력無力한 느낌이 점차 나타나기 시작한다면, 정기正氣가 이미 허쇠虛衰해져 병성病性이 실증實證에서 허증虛證으로 변하고 있음을 나타낸다.

③ 병위(病位)가 부단하게 변한다

맥상의 상응하는 변화에 근거하여 병위病位의 변화를 판단할 수 있다. 가령《상한론傷寒論》4조에서 "맥이 안정되면 전변傳變하지 않은 것이다. 맥이 삭급數急하면 전변한 것이다."라고 하였다. 이는 병위病位가 천부淺部에서 심부深部로, 표위表位에서 리위裏位로 들어가 병세病勢가 심해지고 있음을 나타낸 것이다. 또한 온병에서 열熱이 영분營分으로 들어가 열사熱邪가 영음營陰에 내함內陷하면, 맥이 침세삭급沈細數急해진다. 치료 후 맥이 침위沈位에서 중위中位·부위浮位로 외달外達하고 맥이 세삭細數에서 홍삭洪數으로 점차 변하면, 영열營熱이 기분氣分으로 이미 투전透轉되고 병위病位가 심부深部에서 천부淺部로, 리위裏位에서 표위表位로 나오고 있음을 나타낸다.

질병의 경중 정도의 변화도 주로 맥에 근거하여 판단한다. 앞의《상한론》4조에서 태양병의 맥이 삭급數急에서 안정되면 병정病情이 경감한 것이고, 삭급數急이 가중되면 병정病情이 심해진 것이다. 질병의 예후를 판단할 때도 맥을 중시한다. 역대 문헌에는 맥의 길흉과 순역順逆, 진장맥眞臟脈, 괴맥怪脈에 대한 내용이 대단히 많다. 위기胃氣, 신神, 근根의 유무 등에 관한 논술은 질병의 예후를 판단하는 데 중요한 가치가 있다.

강설

● 맥진으로 변증의 4요소인 병성病性, 병위病位, 정도程度, 병세病勢를 판단할 수 있습니다. 병성病性이라는 것은 인체를 구성하는 4가지 요소인 기혈음양氣血陰陽의 허실虛實을 말합니다. 여기서 허증虛證이라는 것은 인체를 구성하는 기혈음양의 절대치가 부족不足해진 것을 말하고, 실증實證이라는 것은 기혈음양이 정상적인 작용을 하지 못하는 태과太過 상태를 말합니다. 기혈음양의 실증實證은 기체氣滯, 혈어血瘀, 담음痰飮, 화울火鬱로 구성됩니다. 병성病性을 한열허실寒熱虛實이라고 할 때, 한寒은 허증虛證 중 양허陽虛인 허한虛寒을 가리키고, 열熱은 실증實證 중 화울火鬱을 가리킵니다. 다만 기혈음양이 각각 독립되어 따로 떨어진 것이 아니라 서로 인과성을 가지고 공존하기 때문에, 허한虛寒과 화울火鬱이 병리과정 중 원인이 될 수도 있고 다른 것에 의한 결과가 될 수도 있음을 항상 염두에 두셔야 합니다. 기혈음양의 허실이 맥상에서 어떤 식으로 반영되는지는 차차 나오기 때문에 여기에서는 생략합니다. 다만 맥을 짚는 목적이 기혈음양의 허실이라는 병성病性을 파악하는 데에 있음을 항상 명심하시기 바랍니다. 무엇을 위한 것인지를 모르면 어디에 쓸지도 모르게 되는 것이지요.

● 병위病位라는 것은 질병이 발생한 위치라는 말입니다. 문제는 병위가 항상 증상이 발현되는 곳과 같은 부위에 있는 게 아니라는 것이지요. 두통이 있을 때 비맥脾脈이 홍활유력洪滑有力하다면, 이것은 음식상飮食傷 등으로 인해 미주신경을 타고 두통이 유발된 것이기 때문에, 증상의 발현은 머리지만 병위病位는 위장관이 되지요. 다만 여기서 주의해야 할 것이 있습니다. 맥이라는 것이 장부臟腑 위주로 배속되어 있기는 하지만, 인체의

상하좌우에 대한 구조적 반영이 더 근본이라는 점이지요. 즉 좌촌맥左寸脈이 이상한 것 같다고 할 때, 이것이 심장의 반응일 수도 있지만, 좌폐左肺의 반응일 수도 있고, 두면부頭面部의 반응일 수도 있으며, 좌흉부左胸部의 반응일 수도 있다는 것이지요. 또한 병위病位가 국소에 있는 경우도 있지만 전신에 걸쳐서 있는 경우도 있다는 것이지요. 특히 병위病位는 국소에 있는데, 전신반응을 일으킨 경우에는 주의를 더욱 기울여야 합니다. 이 경우에는 머릿속에 한의학은 물론 서양의학에 관한 수많은 병증들이 미리 자리잡고 있으면 이해하기가 더 편하지요. 한의학의 병인론病因論은 서양의학처럼 이러한 병리적 원인에 의해서 이러한 병리적 기전이 나타난 것이 아닙니다. 병인론은 이러한 병리적 기전이 있으니까 이 병의 원인은 이것일 거라는 다소 주객이 전도된 이론이지요.

● 질병의 정도程度는 말 그대로 얼마만큼의 병리적 경중輕重을 가지고 있느냐는 문제입니다. 일반적으로 병성病性이 군신약君臣藥을 정하고, 병위病位가 인경약引經藥을 정하는 데에 중요하다면, 경중 정도는 약량藥量을 과연 얼마만큼 써야 하는지를 정하는 기준이 되기 때문에 소홀히 할 수 없습니다. 간혹 저에게 약재의 분량을 어느 정도 써야 하는지 물어보는 분들이 있습니다. 약의 용량은 맥으로 그 환자가 보여주고 있는 병리적 경중 정도를 파악하여 그만큼을 쓰는 것입니다. 물론 약재에 따라 기준용량이라는 것이 있습니다. 처음에는 이걸 참고할 수도 있지만, 10~30그램을 쓰라고 기준용량이 적혀 있으면 당황하게 되지요. 이때 기준이 되는 것이 바로 경중의 정도입니다. 다만 주의할 것이 있어요. 단일 약재의 경중 정도를 추정하는 것도 중요하지만, 더욱 중요한 것은 환자의 병리적 비율에 따른 전체 처방의 비율입니다. 맥에 의해 치법을 정하고 이 치법에 의해 처방을 조성할 때, 그 처방의 약재들이 환자의 몸에 상응하도록 전체적인 입장에서 최대한 조화를 이루게 하는 것이 좋은 처방을 구성하는 관건이기 때문입니다.

● 병세病勢는 맥이 보여주는 병리적 정황을 근거로 병정病程을 예측하는 것입니다. 자신이 쓴 약이 제대로 들어가고 있는지, 비율과 용량은 적정했는지를 확인할 수 있는 부분이지요. 화열化熱로 맥이 부월浮越하면서 홍洪해졌다고 했을 때 용약用藥 후 낫는 과정에 있다면 맥이 점차 정상적인 박동 크기로 돌아가야 한다는 것이지요. 더구나 처음 2주 분량의 한약을 복용한 후 환자의 만족도가 매우 높아 다시 한 제를 더 짓고자 하는 경우를 임상에서 자주 접하게 되지요. 이때 환자의 맥을 다시 확인하지 않고 그대로 약을 지어 보내도 계속 좋은 경우가 있으나, 간혹 약이 바뀐 것 같다며 지난번만 못하다고 하는 경우가 있지요. 지난번 약과 같은 약이라고 말해도 믿지를 않지요. 이건 약이 바뀐 것이 아니라 환자의 몸 상태가 바뀐 것이지요. 처음 처방을 할 때는 과녁이 넓습니다. 그래서 병리적으로 주요 고리만 파악하고 처방해도 만족스러운 결과를 얻을 수 있지요. 이 결과가 만족스러우면 만족스러울수록 그 부분이 제거되었기 때문에, 그 부분은 과녁에서 없어졌다는 것이 문제지요. 똑같은 약을 쓰면 화살이 없어진 곳을 지나가는 꼴이 됩니다. 물론 그 부분이 설맞아서 제대로 다시 맞을 수도 있지요. 이것도 맥으로 파악해야 하는 것이지요. 때문에 2차, 3차 처방 시에는 진단을 더욱 세밀하게 해야 하는 것입니다.

● 여기 맥학에서 아주 중요한 개념이 나옵니다. 인체는 고정된 과녁이 아닙니다. 《방약합편方藥合编》의 저자 황도연 선생이 《의종손익醫宗損益》에서 좋은 이야기를 했습니다. 과녁을 세워놓고 활쏘기 연습을 하지만, 전쟁에서는 외적이 과녁처럼 가만히 서서 맞춰주기를 바라고 있는 것은 절대 아니라는 것이지요. 기성 처방을 공부하는 것은 과녁을 세워놓고 활쏘기 연습을 하는 것과 같습니다. 활쏘기가 뭔지, 내가 가진 무기가 뭔지, 이 무기를 잘 쓸 수 있으려면 어느 정도까지 능숙해져야 하는지를 익히는 것이지요. 문제는 환자의 병은 고정된 과녁이 아닙니다. 움직이는 과녁이며 그 성질도, 위치도, 크기도 항상 변동될 수 있는 과녁이라는 것

입니다. 따라서 진맥을 할 때 질병의 병성病性, 병위病位, 정도程度, 병세病勢가 끊임없이 변한다는 것을 꼭 염두에 두셔야 합니다. 동일한 환자도 병리적 변화를 항상 일으키는데, 하물며 시간과 공간을 달리하고 있는 사람들을 모두 고정시켜 놓는다는 것은 있을 수 없는 일이지요. 이러한 병리적 변화가 그대로 반영된 것이 맥이고, 이러한 맥이 이렇게 나오는 이유가 바로 맥리脈理입니다. 진맥을 잘하여 임상에서 막강한 위력을 발휘하려면 결국 이 맥리脈理에 대한 이해가 선행되어야 합니다.

● 진맥을 잘하지 못하는 이유가 뭘까요? 27개의 기본맥을 몰라서 그런 것이 아닙니다. 그러한 맥이 나오는 이유인 맥리脈理를 이해하지 못해서 그런 것이지요. 이러한 맥리脈理를 이해할 수 있도록 하는 수많은 병증자료들이 머릿속에 채워져 있지 않기 때문입니다.

2. 맥의 취사선택

(1) 가맥(假脈)

역대 의가들은 모두 가맥假脈이 있다고 여겼다. 때문에 "사맥종증捨脈從證(맥을 버리고 증을 따른다)"과 "사증종맥捨證從脈(증을 버리고 맥을 따른다)"의 문제가 생겼다. 필자는 맥에 거짓이 있는 것이 아니며, 관건은 맥을 바르게 인식하는 데에 달려 있다고 생각한다. 모든 맥상은 필연적으로 생리·병리적 기초를 가지고 있다. 따라서 생리·병리적 변화를 반드시 반영하게 된다. 그러므로 경솔하게 가맥假脈으로 단정해 버리고 논하지 않는 것은 과학적이지 못하다.

이른바 가맥假脈은 맥과 증이 일치하지 않는 것이다. 양증陽證에 음맥陰脈이 나타나고 음증陰證에 양맥陽脈이 나타나며, 표증表證에 리맥裏脈이 나타나고 리증裏證에 표맥表脈이 나타나며, 한증寒證에 열맥熱脈이 나타나고 열증熱證에 한맥寒脈이 나타나며, 허증虛證에 실맥實脈이 나타나고 실증實證에 허맥虛脈이 나타나는 것이다. 이렇게 증과 일치하지 않는 맥은 가맥假脈이 아닐 뿐 아니라 바로 질병의 본질을 정확하게 반영하고 있는 것이다.

양증陽證에 음맥陰脈이 나타나는 것은 양극사음陽極似陰이다. 예를 들어 양열陽熱이 극도로 심해지면 도리어 침沈, 지遲, 삽澁, 소小, 세細 등의 음陰과 유사한 맥이 나타난다. 이것은 화열火熱이 기기氣機를 폐복閉伏하여 기혈이 제대로 창달暢達하지 못하면서 나타난 음맥陰脈이다. 이는 바로 화열火熱의 울복鬱伏이 심하다는 것을 설명하는 것이지, 결코 가맥假脈이 아니다. 음증陰證에 양맥陽脈이 나타나는 것은 음극사양陰極似陽이다. 가령 음한陰寒이 내성內盛하여 양陽을 외부로 밀치면 맥은 도리어 부대홍수浮大洪數한 양陽과 유사한 맥이 나타난다. 이는 음陰이 극도로 성盛하다는 것을 설명하는 것이다. 어찌 가맥假脈이라고 하겠는가?

(2) 표증(表證), 열증(熱證), 실증(實證)

① 표증

표증表證에 리맥裏脈이 나타나는 경우가 있다. 상한 초기初起에 한사寒邪가 외부에서 속박하면 기혈이 뭉쳐서 침긴沈緊한 리맥裏脈이 나타난다. 이는 이치상 당연한 것이다. 또 온병이 초기에 온사溫邪를 상부에서 받으면 폐가 먼저 침범을 받는다. 폐기肺氣가 불울怫鬱하여 기기氣機가 펼쳐지지 못하면 기혈이 외부로 도달하지 못하여 혈맥을 고탕鼓蕩하지 못하므로 도리어 침삭沈數의 리맥裏脈을 나타낸다. 이는 바로 온병의 본질이 울열鬱熱이라는 것을 반영한다. 리증裏證에 표맥表脈이 나타나는 것은 리열裏熱이 외부로 음일淫溢하거나 리허裏虛 때문에 진기眞氣가 외부로 부월浮越하면서 맥이 부浮하거나 부대浮大한 것이다.

② 열증

열증熱證에 한맥寒脈이 나타나는 것은 열이 기기氣機를 막아서 기혈이 제대로 창달暢達하지 못하기 때문에 맥이 도리어 침지소삽沈遲小澁하거나 궐厥하기까지 하는 것이다. 한증寒證에 열맥熱脈이 나타나는 것은 한사寒邪가 기혈을 박격搏擊하여 맥이 긴緊하면서 삭數하거나, 음한陰寒이 내성內盛하여 양陽을 외부로 밀쳐내면서 맥이 부대홍삭浮大洪數한 것이다.

③ 실증

실증實證에 허맥虛脈이 나타나는 것은 사기邪氣가 기기氣機를 막아서 혈맥이 펼쳐지지 못하기 때문에 맥이 세지단삽細遲短澁한 것이다. 허증虛證에 실맥實脈이 나타나는 것은 진기眞氣가 외설外泄하고 위기胃氣가 쇠약해지면 경맥經脈이 유양柔養을 잃기 때문에 도리어 강경强勁하게 손가락을 때리는 실맥實脈이 나타나는 것이다.

이와 같은 것이니 맥상에 어찌 가맥假脈이 있겠는가? 장경악張景岳이 "맥에

참과 거짓이 있다고 하나, 사실은 사람들이 맥을 제대로 보지 않았기 때문이다. 맥에 어찌 거짓이 있겠는가?"라고 하였으니, 대단히 좋은 표현이다. 《의론삼십편醫論三十篇》에서도 "맥을 버리는 것은 맥이 숨어서 증을 따르는 것으로 어쩔 수 없이 버리는 것이지 맥상이 있는데도 버리는 것이 아니다."라고 하였으니, 대단히 명확한 표현이다. 이른바 '맥을 버린다捨脈'는 것은 사기邪氣가 막아 맥이 폐궐閉厥하였기 때문에 근거할 맥이 없을 때 어쩔 수 없이 맥을 버리고 증證을 따르는 것이다. 이런 경우를 제외하고 맥상이 나타나기만 한다면, 버린다는 문제는 있을 수 없다. 그러므로 이 책에서 또한 "정식停食·기체氣滯와 같이 경맥이 돌지 못하거나 기기氣機를 막아 맥이 숨어서 나타나지 않는 경우에만 증에 근거해서 치료한다."라고 설명하였다. 맥에는 결코 가맥假脈이 없으며 증을 버리고 맥을 따를지, 맥을 버리고 증을 따를지의 문제는 원래 존재하지도 않는다.

강설

● 간혹 '맥이 진짜 이상하다!'고 하는 이야기를 듣습니다. 체격이 좋은데 맥이 너무 약하다거나, 체격은 비리비리한데 맥이 너무 세게 뛴다고 합니다. 심지어 맥이 안 맞는다고도 합니다. 이것은 맥이 이상하거나 안 맞는 것이 아니지요. 진맥이 무엇인지를 아직 이해하지 못하고 있는 것입니다. 진맥이라는 것은 이 맥이 왜 나오는지를 파악하는 것입니다. 맥이 이렇게 나오는 이유를 파악한다는 것은 환자의 생리, 병태생리, 병리적 범위 내에서 그 환자의 맥이 그렇게 나올 수밖에 없는 필연적 이유를 찾아내는 것이지요. 이렇게 찾은 것을 근거로 치법을 세워 용약用藥하는 것이 맥진의 목적이자 당위성입니다.

● 위의 당황스런 상태로 다시 돌아가서 보면, 체격이 좋은데 맥이 너무 약한 것은 맥에서 이 사람의 정기正氣가 부족하다는 것을 알려주고 있는

것이지요. 체격이 비리비리한데 맥이 너무 세게 뛴다고 하면 맥에서 이 사람의 몸이 뭔가에 항진되었음을 알려주고 있는 것이지요. 진맥을 하는 이유는 이런 환자의 병리적 상황을 최대한 거짓 없이 파악하기 위한 것입니다. 맥이 증과 일치하지 않는 것이 아니지요. 이런 맥이 나올 수밖에 없는 이유를 파악하는 문제일 뿐이지요. 따라서 맥에는 취사의 문제가 있지 않습니다. 증을 위배하는 맥은 존재하지 않기 때문이지요. 맥을 사용하지 않는 경우는 단 하나인데, 사용할 맥이 없는 경우에만 해당합니다. 진맥을 해야 하는데 팔이 없거나 혈관이 기형이거나 다쳐서 제대로 맥상이 나오지 않는 경우에만 해당하는 것이지요.

● 여기서 주의해야 할 것이 하나 있습니다. 추후에 나오겠지만 맥에 변동을 주어서 정확한 맥진을 방해하는 상황들이 몇 가지 있습니다. 예를 들어 수액을 맞고 있는 사람은 아무리 허증을 가지고 있다고 하더라도 맥상이 홍활유력洪滑有力할 수 있습니다. 물론 맥진에 대단히 능숙한 경우에는 이것도 어느 정도 감별할 수 있지만, 환자에게 이런 맥이 나오는 납득할 만한 이유를 찾아내는 것이 더 쉽긴 합니다. 수액을 달고 있는 환자가 기운이 없어 죽겠다는데, '왜 맥이 이렇게 강하게 나오지?'라고 한다면 할 말이 없게 되지요. 이건 맥이 잘못 나온 것이 아니고 수액을 맞고 있는 상황이라는 것을 맥이 제대로 반영해서 거짓 없이 보여준 것이지요. 이런 맥진 중 주의사항에 대해서는 '총론 2장 8절'에서 자세히 언급하니, 여기서는 이런 것도 있다는 것만 유념하면 될 것 같습니다. 이때 중요한 것이 맥의 허실은 침후沈候의 유력有力·무력無力에 의해서 정해진다는 것이지요. 지금 현재 자신의 맥이 맥의 본질을 반영하는 침후沈候에서 유력한지 무력한지 자신 있게 구별되고 있나요? 반성해야 할 필요가 있습니다.

3. 맥진의 개요

맥상은 확실히 매우 다양하게 변한다. 하지만 의가들은 24종맥, 27종맥, 34종맥 등으로 나누고, 이 외에 괴맥怪脈과 진장맥眞臟脈을 두었다. 또한 양손의 맥상이 서로 다르고, 촌관척 3부三部의 맥도 각기 다르다. 단맥單脈 외에도 늘 많은 겸맥兼脈이 다양하고 복잡하게 나타나기 때문에 파악하기가 확실히 어렵다. 어떻게 하면 번잡한 것을 간단하게 정리하여 핵심을 파악함으로써 진단에 응용할 수 있을까? 역대 의가들은 모두 의미 있는 시도를 많이 진행하였다. 맥을 음양陰陽으로 나누어 부침지삭浮沈遲數으로 개요를 삼거나, 혹은 부침지삭허실浮沈遲數虛實로 개요를 삼거나, 혹은 부침지삭허실활삽浮沈遲數虛實滑澁으로 팔강八綱을 삼은 경우도 있다.

경악景岳은 탁월한 혜안을 갖추어 허실虛實로 개요를 삼았다. 그는 "모든 병은 허실을 벗어나지 않는다. 병을 치료하는 법은 공법攻法과 보법補法뿐이다. 허실을 살피는 것은 맥식脈息뿐이다."라고 하였다. 또한 "허실의 요체는 맥에 드러나지 않는 경우가 없다."라고 하였다. 맥이 허虛하면 증도 허하고, 맥이 실實하면 증도 실하다. 경악景岳의 이러한 견해는 《내경內經》, 《난경難經》과 일맥상통한다. 《소문素問·조경론편調經論篇》에서는 "모든 병에 허실이 있다."라고 하였다. 《영추靈樞·경맥편經脈篇》에서는 "그 허실은 기구맥氣口脈으로 알 수 있다."라고 하였다. 《영추·역순편逆順篇》에서는 "맥의 성쇠는 혈기血氣의 허실과 유여부족有餘不足을 살피는 것이다."라고 하였다. 《난경·61난六十一難》에서는 "촌구맥寸口脈을 진맥하여 그 허실을 살핀다."라고 하였다.

맥의 허실은 당연히 침후沈候의 유력有力과 무력無力으로 판단한다. 침후沈候가 맥의 근본이기 때문에 침후의 유력·무력이 바로 맥의 허실을 제대로 반영한 것이다. 이에 대해 《내경》과 후세 의가들은 모두 명확히 논술하였다. 《소문·지진요대론편至眞要大論篇》에서는 "황제가 물었다. 맥이 병증病證과 상응하는 것 같으나 병증과 상반되는 경우 어떻게 진단하여야 하는가? 기백이 답하였다. 맥이 이를 때 병증과 상응하는 것 같으나 눌러보면 세게 뛰지 않습니다. 모든 양맥陽脈이 다 그럴 수 있습니다. 황제가 물었다. 모든 양병陽病에서 상반되는 경우 그 맥은 어떠한가? 기백이 답하였다. 맥이 이를 때 병증과 상응하는 것 같으나 누르면 심하게 뛰면서 왕성합니다."라고 하였다. 이 경문에 대한 경악景岳의 서술이 아주 명확하다. 그는 "맥이 이를 때 병증과 상응한다는 것脈至而從은 양증陽證에 양맥陽脈이 나타나고 음증陰證에 음맥陰脈이 나타나는 것이니, 이것을 모두 '종從'이라고 한다. 만약 양증에 양맥이 나타난 것 같지만 누르면 세게 뛰지 않고 손가락으로 무력하게 뛰는 것이라면, 맥이 비록 부대浮大하더라도 진양眞陽의 증후가 아니므로 양증으로 오인해서는 안 된다. 양증인 것 같지만 양증이 아닌 모든 맥이 그러하다. 혹 음증에 음맥이 나타난 것 같지만 누르면 세게 뛰면서 성한 것도 음증으로 오인해서는 안 된다."라고 하였다.

이것은 곧 다음의 내용을 명확하게 지적한 것이다. 임상에서 한결같이 양증으로 표현되고 부취浮取 시 맥도 홍삭洪數의 양맥으로 나타나지만 눌렀을 때 맥이 세게 뛰지 않고 무력하다면, 이는 곧 음증, 허증이다. 임상에서 한결같이 음증으로 표현되고 맥이 침지세삽沈遲細澁 등의 음맥으로 나타나지만 눌렀을 때 세게 뛴다면, 이는 곧 양증, 실증이다. 《의종금감醫宗金鑑》에서는 "모든 맥에 음양陰陽, 부침浮沈, 지삭遲數, 활삽滑澁, 대소를 막론하고, 유력하면 모두 실증이고 무력하면 모두 허증이다."라고 명확하게 지적하였다. 《맥학집요脈學輯要》에서도 "맥이 유력하게 뛰면 양증이고 무력하게 뛰면 음증이다."라고 하였다. 《의가사요醫家四要》에서는 "부침지삭浮沈遲數에 각각 허실이 있다. 무력하면 허증이고 유력하면 실증이다."라고 하였다. 다만 반드시 확인해야 하는 것이 있다. 만약 맥이 손가락을 너무 강경하게 때리면, 실맥實脈으로 보아서는 안 된다는 것이다. 이는 바로 위기胃氣가 쇠패衰敗하여 진기眞氣가 외설外泄하는 맥이다.

침취沈取 시의 유력과 무력을 구별하는 것이 진맥의 관건이다. 맥을 27종으로 나누든 34종으로 나누든 상관없이 모두 허실虛實로 개요를 삼아야 한다.

강설

● 과연 수많은 맥을 분류하는 가장 중요한 기준은 무엇일까? 인체를 구성하는 것은 기혈음양이고 이에 대한 병리적 변동을 허실이라고 하였습니다. 바로 이 허실을 구별하는 것이 질병을 구분하는 가장 근본적인 분류 기준이 됩니다. 따라서 맥에서도 이 허실을 구별하는 침후沈候의 유력과 무력이 가장 중요한 기준이 되는 것입니다. 침후沈候의 유력과 무력만 구분하면 허실을 알 수 있다고 하였습니다. 그러나 유력과 무력을 구별하는 것이 쉽지만은 않습니다. 사실 이 유력과 무력은, 이것이 유력이고 이것이 무력이라고 한번 확인해두면 금방 익숙해지는데, 처음에는 좀 당황할 수도 있습니다. 이는 맥관의 힘과 혈류의 힘을 아직 제대로 구분하지 못하는 것과, 맥진 시 가장 주의를 요하는 맥을 뭉개지 말라고 하는 것을 간과하기 때문입니다. 맥을 뭉갠다는 것은 천인지부天人地部를 넘어 맥관을 아예 찌그러뜨리는 것이지요. 그러면 당연히 맥압이 느껴질 수가 없지요. 사람마다 맥관의 굵기가 다르기 때문에, 맥관이 가는 사람은 조금만 깊이 눌러도 맥이 뭉개져 원래 유력한 침후沈候라도 무력한 것처럼 느껴지는 것이지요. 이와 반대로 맥관을 뭉개고 있다가 살짝 들면 마치 살수대첩처럼 막혀 있던 혈류가 한꺼번에 흘러서 원래 무력한 침후沈候라도 유력한 것처럼 느껴질 수 있습니다. 보통 남자 한의사의 일반 요골동맥 두께가 2밀리미터 정도입니다. 그러니 이 안에서 천인지天人地*을 나눈다고 하면 조금만 경솔해도 맥관이 뭉개지게 되는 것이지요. 맥관은 한번 뭉개지면 최소한 5분 이상은 있어야 회복되기 때문에 주의하셔야 합니다.

● 맥은 침후沈候의 유력과 무력으로 허실을 구분한다고 했습니다. 또한

* 참고로 맥에서 浮中沈은 피부에서 뼈까지를 대략 3등분한 것이고, 天人地는 맥관 내에서 맥관 상층과 하층을 3등분한 것이다. 다만 이 3등분은 1: 1: 1로 균일하게 3등분을 한 것이 아니고 위아래와 그리고 중간이기 때문에, 浮候와 天部의 범위만 차이가 있을 뿐 中候와 人部, 沈候와 地部는 거의 같은 범위를 가지고 있다.

이러한 침후沈候의 유력과 무력이 본래 맥의 음양을 정하는 기준입니다. 문제는 흔히 양맥陽脈·음맥陰脈이라고 했을 때, 음양의 대대對待적 속성이라는 미명하에 뒤죽박죽 섞어서 쓰는 경우가 있습니다. 즉 모든 부맥류浮脈類를 침맥류沈脈類와 대대對待해서 양맥陽脈이라 하기도 하고, 모든 삭맥류數脈類를 지맥류遲脈類와 비교해서 양맥류陽脈類라고 하기도 하며, 모든 유력맥有力脈을 무력맥無力脈과 비교해서 양맥류陽脈類라고 하기도 합니다. 이렇게 되면 부맥류浮脈類이면서 무력한 경우 혼란이 생기게 됩니다. 따라서 맥에서 음양의 기준은 침후沈候의 유력과 무력으로 통일되어야 하는 것이지요. 이러한 혼란을 방지하기 위해 맥에서 음양이라는 것을 지워버리는 것이 낫다고, 저는 생각하고 있습니다. 별로 유의성도 없는데 괜히 혼란만 주니까요. 맥과 증의 정반에 대한 논술이 《내경內經》에 나옵니다. 원문에는 생략이 많이 되어 있어서 그렇지, 결론은 이것입니다. 예를 들어 맥도 홍洪하게 나오고 증도 열증熱證 같은데, 어느 경우는 백호탕증이지만 어느 경우는 보중익기탕증이라는 것이지요. 백호탕의 맥도 홍대洪大하고 보중익기탕의 맥도 홍대洪大하지요. 다만 차이는 백호탕은 홍대유력洪大有力하고 보중익기탕은 홍대무력洪大無力한 것에 있습니다. 이렇게 양맥陽脈과 양증陽證인 것 같아도 맥이 유력有力해야 양맥이고 양증이라는 것이지요. 무력無力하면 음증陰證이고 음맥陰脈이라는 것입니다. 역도 가능하지요. 맥도 침세沈細하게 나오고 증도 음증陰證 같더라도 반드시 침후沈候에서 무력無力해야 음증陰證이라는 것이지요. 만약 맥이 침세沈細하지만 자세히 살펴보면 조동躁動하면서 유력有力하다면, 이건 화울火鬱이 된 양증陽證의 양맥陽脈이지요. 이렇게 침후沈候를 기준으로 허실을 확인해야만 실수를 하지 않게 됩니다.

● 이러한 침후沈候의 유력과 무력은 특히 극제極劑를 쓸 때 대단히 유용하지요. 부자附子를 써야겠는데 무엇을 기준으로 삼아야 할까? 당연히 맥의 무력을 기준으로 삼아야 한다는 것이지요. 마황麻黃은? 대황大黃은? 석고

石膏는? 이러한 극제를 잘 써야 명의가 됩니다. 극제로 명의를 흉내 내다가 사람 잡는 경우가 있지요? 침후沈候의 유력과 무력을 구분하지 않았기 때문입니다. 이 말은 이런 극제로 명의가 되고 싶으면 맥의 유력과 무력을 잘 구분하면 된다는 것이지요. 40도 이상의 고열이 뜨는데 부자를 써서 고열을 잡거나, 전율하고 있는데 선태蟬蛻·강잠殭蠶으로 전율을 잡는 것 등도 다 맥을 기준으로 확인한 후 사용해야 합니다. 이 약을 써서 안 되니 써본다거나, 남들이 이런 경우 이런 극제를 쓰면 낫는다는 말만 믿고 정확한 진단도 없이 무작정 쓴다면 대단히 곤란하지요. 여기서 주의할 것이 하나 있습니다. 병증은 항상 단일 병기로 오지 않는다는 것입니다. 2개 이상의 병기가 섞여 있는 경우도 비일비재하지요. 또한 단일 병기일지라도 허실이 착잡된 경우도 많습니다. 맥진에 아직 익숙하지 않은 경우에는 이때 오히려 혼동되지만, 케이스가 축적될수록 교정되니 염려하지 마세요. 이는 맥이 기본맥 하나만 단맥單脈으로 나오는 것이 아니라, 다양한 겸맥兼脈과 특히 병리적 정황을 한꺼번에 다 반영한 변맥變脈이 나타나기 때문입니다. 맥이 착실하게 단맥單脈 하나씩만 나온다면 좋겠지만, 임상에서는 주로 변맥變脈 위주로 나옵니다. 변맥變脈은 병증을 이해하지 못하면 분석하기 힘든 경우가 많습니다. 당연히 그렇지 않겠어요? 본래 허한虛寒한 사람이 외감外感에 들었다고 하면, 그 외감맥外感脈이 전형적인 외감맥으로 나올 리가 없지요. 따라서 병증을 진단할 때 모든 경우의 수를 열어놓고 진단해야 합니다. 이렇게 하려면 수많은 병증을 머릿속에 미리 담아놓아야 할 필요가 있지요.

4. 맥진의 원리

맥이 비록 복잡하고 변화가 많으나, 맥상이 형성되는 원리와 맥상의 변화에 영향을 주는 요소를 이해하기만 하면 모든 맥을 명확하게 이해하여 미혹하지 않게 된다.

맥의 형성 원리는 한마디로 말하면 기氣와 혈血뿐이다. 맥은 혈맥血脈이다. 혈血로 충영充盈되고 기氣로 인해 고탕鼓蕩한다. 바로 《의학입문醫學入門》에서 "맥은 기혈氣血의 본체이고 기혈은 맥의 작용이다."라고 한 것과 같다. 맥상이 가지고 있는 많은 변화는 모두 기혈氣血의 변화를 반영한 것이다. 기氣는 양陽이고, 혈血은 음陰이다. 기혈의 변화는 곧 음양의 변화이다. 실로 《소문素問·맥요정미론편脈要精微論篇》에서 "미묘함이 맥에 있으니, 잘 살피지 않으면 안 된다. 맥을 살필 때는 법칙이 있으니, 음양에서 시작한다."라고 한 것과 같다. 기혈氣血은 맥학의 미궁을 여는 열쇠이다. 이러한 이치를 철저하게 이해한다면 천변만화하는 각종 맥상을 하나의 이치로 관통하고 이를 토대로 유추하여 폭넓게 이해할 수 있으니, 수많은 맥상의 구분에 구애되어 스스로를 제한하거나 자구字句에 매몰될 필요가 없다. 이것은 바로 《맥학지남脈學指南》에서 "상고上古맥법에는 부침지삭浮沈遲數 등 맥상의 종류가 많지 않았어도 병정病情을 모두 포괄하였다. 후에는 맥상을 더 많이 열거할수록 감별이 더욱 혼란스러워져서, 정밀한 것 같지만 도리어 조잡해지고 분명하게 하고자 하였지만 도리어 분별하기조차 곤란해졌다. 이는 자취만을 구하고 이치는 밝히지 못한 탓이다."라고 한 것과 같다. 《진가추요診家樞要》에서도 "그 이치를 터득하면 맥상은 미루어 알 수 있다. 맥이라는 것은 음양이 대대對待하는 체계 속에서 이치를 구하면, 근원을 이해하여 말단까지 통달하고 한쪽으로 다른 쪽을 이해하여 빈틈이 없게 된다."라고 하였다.

⑴ 기(氣)의 변화가 맥상에 미치는 영향

① 기성(氣盛)

기氣가 유여有餘하면 혈맥을 고탕鼓蕩하는 힘이 항성亢盛하여 기혈이 반드시 동삭動數하면서 외용外涌한다. 기혈이 외용外涌하면 부浮, 홍洪, 실實, 대大, 장長, 느긋하게 여유로우면서도 큰緩縱而大 등의 맥상이 나타난다. 기혈이 동삭動數하면 삭數, 질疾, 조躁, 촉促 등의 맥상이 나타난다.

② 기울(氣鬱)

기氣가 사기邪氣로 인해 막혀서 기기氣機가 펼쳐지지 못하거나 정지情志가 불역拂逆하여 기기氣機가 울체鬱滯되면, 기가 창달暢達하여 혈맥을 고탕鼓蕩하지 못하므로, 맥은 침沈, 복伏, 뇌牢, 삽澁, 지遲, 세細, 단短, 결結 내지는 궐厥하게 된다. 기기氣機가 펼쳐지지 못하여 양기陽氣가 부포敷布되지 못하면 경맥經脈이 양기陽氣의 온양溫養을 잃어 수인구급收引拘急하게 되므로, 현弦, 긴緊, 세細, 삽澁 등의 맥상이 나타난다. 이러한 맥상은 부족한 것 같지만 실은 사기邪氣가 항성亢盛하기 때문이다. 허맥虛脈과의 감별은 맥을 누를 때 일종의 분충격탕奔衝激蕩하고 안정되지 못한 맥상이 있다. 때문에 누르면 무력無力한 허맥虛脈과는 다르다. 침취沈取 시 유력과 무력으로 허실을 나눈다.

병기病機는 같은데, 왜 맥상에 침沈, 복伏, 삽澁, 단短, 지遲 등의 차이가 나는가? 이것은 기기氣機가 막힌 정도와 부위가 다르며, 기기의 체색滯塞을 야기한 원인이 다르기 때문에 동일한 병기에 다른 맥상이 생기는 것이다. 맥은 비록 각기 다르지만 이치는 서로 통한다.

③ 기허(氣虛)

기허로 무력하여 혈맥을 고탕鼓蕩하지 못하면, 무력한 완緩, 지遲, 미微, 약弱, 유濡, 대代, 소小, 단短, 삽澁 등의 맥상이 나타난다. 기허로 제자리를 지키지 못하면, 기가 외부로 부월浮越하면서 맥이 부浮해지기 때문에 부浮, 허虛, 산散, 규芤, 미微, 유濡, 혁革 등의 맥상이 나타난다. 기허하면 허虛를 스스로 구하고자 힘껏 고박鼓搏하기 때문에 맥이 삭數해질 수는 있지만 누르면 무력하다. 허虛해질수록 더욱 삭數하고, 삭數해질수록 더욱 허虛한 것이다. 만약 기가 극도로 허하여 맥이 부드럽고 화평한 느낌을 잃어도 강경견박强勁堅搏한 맥으로 나타날 수 있다. 이것은 진기眞氣가 외부로 새는 것으로 대단히 허虛한 맥이기 때문에 실맥實脈으로 오인해서는 안 된다.

(2) 혈(血)의 변화가 맥상에 주는 영향

① 혈성(血盛)

사기邪氣가 혈을 핍박하면, 혈이 분용격탕奔涌激蕩하고 혈류血流가 박질薄疾해지기 때문에 활滑, 삭數, 질疾, 촉促 등의 맥상이 나타난다. 혈류가 외부로 분용奔涌하면 부浮, 홍洪, 실實, 장長 등의 맥상이 나타난다.

② 혈어(血瘀)

사조邪阻, 기체氣滯로 인해 혈행血行이 어체瘀滯해져 맥도脈道가 원활하지 못하면 침沈, 복伏, 뇌牢, 삽澁, 세細, 소小, 단短, 촉促, 결結 등의 맥상이 나타난다.

③ 혈허(血虛)

혈허로 혈맥을 충영充盈하지 못하면 세細, 소小, 유濡, 단短, 삽澁 등의 맥상이 나타난다. 혈행血行이 이어지지 못하면 맥이 간헐적으로 멎어서 촉促, 결結, 대代 등의 맥상이 나타난다. 혈허로 내수內守하지 못하여 기氣가 기댈 곳을 잃고 외월外越하면 부浮, 허虛, 미微, 규芤, 혁革, 산散, 동動 등의 맥상이 나타난다. 혈허로 경맥經脈을 유양濡養하지 못하면 맥이 구급拘急하면서 현弦하다.

명료하게 논술하기 위하여 기氣와 혈血을 나누어 논술하였다. 기와 혈의 병리 변화는 비록 편중이 있긴 하지만 항상 서로 영향을 주는 불가분의 관계에 있다. 기혈은 맥상이 나타나고 변화하는 기초이다. 이러한 이치를 명확히 알아야 비로소 "그 요체를 아는 사람은 한마디로 끝낼 수 있다."라고 할 수 있다.

강설

● 임상에서 가장 객관적이고 정확한 진단 기준인 맥진이 요식행위가 되어버렸습니다. 그 이유는 맥이 알아서 환자의 병증에 대해 알려줄 것이라는 착각 때문입니다. 이러한 착각은 고양생高陽生의 《맥결脈訣》이나 이를 그대로 재편집한 《의학입문醫學入門》, 《동의보감東醫寶鑑》 식의 단답형 맥학서적을 교재로 맥진을 접했기 때문입니다. 이들 단답형 맥학서적의 특징은 특정 맥을 특정 병증이나 증상에 매칭하였다는 것입니다. 예를 들어 《의학입문》에서 "요통맥은 반드시 침沈하면서 현弦하다."라고 하였습니다. 물론 요통에 맥이 침沈하면서 현弦할 수도 있겠지요. 문제는 요통에 맥이 침沈하면서 현弦한 맥만 나오는 것도 아니고, 침沈하면서 현弦한 맥이 반드시 요통을 나타내는 것도 아니라는 것이지요.

맥은 병증의 병리적 정황인 병성病性, 병위病位, 정도程度, 병세病勢를 알려주는 것입니다. 병증 자체나 증상을 알려주는 것이 절대 아닌데도, 맥을 짚으면 환자의 증상은 물론 병증까지 다 알 수 있어야 한다고 착각하는 것이지요. 때문에 맥을 짚고도 이런 단답식 맥학서적에 나온 것처럼 환자의 병증이나 증상을 파악하지 못하면, 원래 맥진의 목적이 그런 것이 아니라는 것은 생각하지 않고, 자신이 27맥을 제대로 구분하지 못한 탓으로 여깁니다. 이런 식으로 계속 하다 보면 결국 자괴감에 빠져 맥진을 놓아버리게 되는 것이지요. 이는 맥이 뭔지조차 모르기 때문에 나타난 폐단입니다.

● 맥이란 것이 뭔지를 알려면 먼저 맥상이 형성되는 원리를 알아야겠지요. 맥은 기氣의 고탕鼓蕩과 혈血의 충영充盈에 의해서 형성됩니다. 기의 고탕鼓蕩이라는 것은 맥관과 혈류의 운동성을 말하고, 혈의 충영充盈이라는 것은 혈류 자체의 물적 토대를 말합니다. 이러한 운동성은 인체의 구성요소 중 양陽과 기氣가 담당하고, 물적 토대는 음陰과 혈血이 담당하는 것이지요. 때문에 기와 혈이라고만 말해도 기혈음양을 항상 동시에 염두에

두고 분석해야 합니다. 그럼 이러한 기의 고탕鼓蕩과 혈의 충영充盈에 의해 형성된 맥이 왜 진단적 의의를 가지게 되는 것인가? 그 이유는 맥을 이루는 기와 혈의 변화가 맥상에 영향을 주어 그 변화를 파악할 수 있도록 하기 때문입니다. 재삼 강조합니다. 맥은 이러한 기와 혈의 변화가 반영되는 것이기 때문에, 수많은 병증과 증상들이 기와 혈에 영향을 주어 그 변화가 맥상에 반영되게 할 수는 있지요. 하지만 맥을 통해 파악할 수 있는 것은 바로 이 기와 혈의 변화이지, 병증과 증상이 아니라는 것이지요. 병증은 맥을 통해 파악한 기와 혈의 변화를 토대로 분석하여 머릿속의 병증자료를 근거로 유추해 내는 것입니다. 증상은 무엇으로 파악할까요? 환자한테 그냥 물어보면 됩니다. 우리가 맥을 근거로 치법治法을 정하고 용약用藥을 한다는 것은 바로 이 기와 혈의 변화를 정상화시킨다는 것이지요.

● 맥상에 영향을 주는 기와 혈의 변화로 이사무李士懋 선생은 기성氣盛, 기울氣鬱, 기허氣虛와 혈성血盛, 혈어血瘀, 혈허血虛를 제시하였습니다. 여기서 기성氣盛은 기의 고탕鼓蕩이 커진 것이고, 기울氣鬱은 고탕鼓蕩이 제대로 발휘되지 못하게 억제된 것이며, 기허氣虛는 고탕鼓蕩이 약해진 것입니다. 혈성血盛은 혈의 충영充盈이 커진 것이고, 혈어血瘀는 충영充盈이 제대로 발휘되지 못하도록 억제된 것이며, 혈허血虛는 충영充盈하지 못하는 것입니다. 다만 여기서 주의할 것은 기와 혈이 따로 떨어진 별개의 것이 아니라, 맥이라는 것의 작용과 본체를 이루는 것이기 때문에, 기와 혈이 서로 직접적인 영향을 항상 미친다는 것입니다. 또한 허실은 모든 병증에서 그 비율상의 차이만 있을 뿐 언제나 동시에 존재한다는 것입니다. 때문에 이사무 선생이 제시한 기혈의 3가지 변화와 그에 따른 맥의 변동은 굳이 나누자면 이럴 수 있다는 것이며, 당연히 기가 혈에, 혈이 기에 미친 영향도 반영되어 있습니다. 따라서 이 반영을 최대한 배제하고 기와 혈의 고탕鼓蕩과 충영充盈에 변화가 생길 경우 맥에서 어떻게 나타나는지의 최소결과치를 한 번 더 모색해 보면 다음과 같습니다.

① 기성氣盛하면 주로 맥의 박동폭이 커지거나 박동 속도가 빨라지면서 유력합니다.

② 기울氣鬱하면 주로 맥의 박동폭이 작아지거나 맥체 자체가 수축하면서 유력합니다.

③ 기허氣虛하면 맥이 무력해집니다.

④ 혈성血盛하면 주로 맥체 자체가 커지면서 유력합니다.

⑤ 혈어血瘀하면 주로 맥체 자체가 작아지면서 유력합니다.

⑥ 혈허血虛하면 맥이 무력해집니다.

● 물론 임상에서는 당연히 이것들이 서로 착종하여 정직한 단맥單脈이 아니라 수많은 겸맥兼脈과 변맥變脈으로 나타나기 때문에 맥상 감별과 그 분석을 막막하게 만들기도 하지요. 그러나 그 수많은 변화들도 결국 위에서 언급한 기혈氣血의 성쇠에 불과하다는 것을 인식하고 있으면 미궁 속에서 헤매고만 있지는 않을 것입니다.

5. 맥상의 동태적 변화

옛사람들은 각종 맥상에 대해 많은 규정과 묘사를 하였고, 또한 많은 형상적 비유를 들어 후인들이 각종 맥상에 대해 정확한 개념을 가지게 하였으니, 매우 고심하였다고 할 만하다. 우리들은 맥진을 학습할 때 각종 맥상의 정의에 대한 표준을 이해해야 하며, 정확하게 맥을 인식하고 맥리와 해당 맥이 주관하는 병증에 통달해야 한다. 정확하게 맥을 인식하기 위해서는 변증의 관점에서 동태적으로 맥을 변별해야 한다. 각 맥은 고립적이지도 정태적이지도 않으며, 상호관계를 지어 부단한 동태적 변화를 한다. 이러한 동태적 변화 규율에 능통하면 생동감 있게 각종 맥상을 다룰 수 있게 되어 정해진 법칙을 지키면서 법칙에 얽매이지 않을 수 있고, 전체 질병의 진행 과정과 맥상의 각종 변화를 파악할 수 있으며, 마음이 가는 대로 해도 어긋남이 없어 입신의 경지에 도달할 수 있다.

가령 풍온風溫 초기初起에 맥이 침沈하면서 삭數한 경우 승강산升降散, 은교산銀翹散 등을 쓸 수 있다. 울열鬱熱의 항성亢盛에 따라 열울熱鬱이 극심했다가 퍼지면서 외부로 열이 음일淫溢하면, 맥이 침삭沈數에서 부삭浮數으로 변한다. 열사熱邪가 더욱 항성亢盛하면 기혈을 격박激迫하여 외용外涌하기 때문에, 맥이 부삭浮數에서 홍삭洪數으로 변한다. 이때에는 백호탕白虎湯을 써서 치료할 수 있다. 열사熱邪가 항성亢盛하면서 상진모기傷津耗氣하면, 맥이 홍삭洪數에서 규삭芤數으로 변한다. 이때에는 인삼백호탕人參白虎湯을 쓸 수 있다. 만약 기氣가 장화壯火에 의해 심각하게 모상耗傷되면, 맥이 규芤에서 허대虛大하게 변하거나 심지어 산散해진다. 이때에는 생맥산生脈散을 쓸 수 있다. 정기正氣가 부월浮越하면서 망탈亡脫되면 양증陽證에서 음증陰證으로 변할 수 있으며, 맥도 침미沈微하여 끊어지려고 한다. 이때에는 회양구역回陽救逆하는 삼부탕參附湯, 사역탕四逆湯을 쓸 수 있다. 열사熱邪가 위분衛分에서 심포心包로 역전逆傳하면, 맥이 침삭沈數하면서 조급해진다. 만약 열이 영혈營血로 전해져 음陰도 모상耗傷되면, 맥이 침세삭沈細數하면서 조급해진다. 온병 후기에 사퇴정쇠邪退正衰하고 간신

肝腎의 음이 상하면, 맥이 세삭무력細數無力해진다. 만약 음陰이 갈절竭絶하고 양陽이 부월浮越하면, 맥은 또다시 부대浮大하면서 허虛해질 수 있다. 양陽이 부월浮越하면서 망탈亡脫되었다가 음양이 모두 망탈하게 되면, 맥이 또다시 침세미약沈細微弱해질 수 있다.

또한 기기氣機가 울체鬱滯되면 기혈氣血이 창달暢達하여 혈맥을 고탕鼓蕩하지 못한다. 울체鬱滯의 서로 다른 정도程度에 따라 맥이 점차 침沈해지며 나아가 침沈, 현弦, 지遲, 삽澁, 세細, 단短, 결結, 복伏 내지 맥궐脈厥해진다. 이것들은 비록 각기 다른 맥상이지만 병기病機가 같으므로, 상술한 여러 맥이 유기적으로 연계됨을 알 수 있다. 또한 동일한 병기病機의 동태적 발전과정 중 서로 다른 단계와 정도에서 나타나는 다양한 변화임을 알 수 있다. 이렇게 여러 맥을 하나의 이치로 융회관통融會貫通할 수 있어야 비로소 법칙을 지키면서 법칙에 얽매이지 않게 된다. 변증적이고 융통성 있게 각종 맥상을 다뤄야지, 기계적이고 도식적으로 자구字句에만 매몰될 필요는 없다.

법칙을 지키면서 법칙에 얽매이지 않는 경지에 도달하려면 맥리脈理를 반드시 이해해야 한다. 맥리에 밝으면 절로 각종 맥상의 의의를 판단할 수 있으며 나아가 병증의 성질, 병위, 정도, 병세를 판단할 수 있다. 맥리를 통달하는 관건은 기혈의 상호관계와 변화규율을 제대로 파악하는 데에 있다.

강설

● 맥상의 동태적 변화는 모든 맥학 범주 중에서 가장 중요한 부분입니다. 맥은 기본맥인 27맥이 단맥單脈으로만 나오는 것이 아니고, 수많은 겸맥兼脈과 변맥變脈으로 나타납니다. 겸맥이야 단맥 여러 개로 나누어서 보면 되지만, 변맥은 단맥이나 겸맥이 특정 이유에 의해 기본맥에서 변동되어 나오는 것이기 때문에 맥진을 더욱 난해하게 만듭니다. 맥상의 동태적 변화에 익숙해지는 것이 바로 이러한 기본맥뿐 아니라 변맥까지도 인식·분석할 수 있게 해주는 관건이 됩니다.

● 이사무 선생이 외감 풍온風溫을 예로 들어 맥상의 동태적 변동을 설명하고 있습니다. 맥상이 침삭沈數에서 부삭浮數으로, 다시 홍삭洪數으로, 다시 규삭芤數으로, 다시 허대虛大나 산散으로, 다시 침미욕절沈微欲絶로, 다시 침삭沈數하면서 조급으로, 다시 침세삭沈細數하면서 조급으로, 다시 세삭무력細數無力으로, 다시 부대浮大하면서 허虛로, 다시 침세미약沈細微弱으로 변동되는 과정을 일목요연하게 설명하고 있습니다. 어떤 특정 원인에 의해 맥의 구성요소인 기의 고탕鼓蕩과 혈의 충영充盈에 변수가 작용하여 그 결과가 맥상에 반영되는 것이지요. 역으로 맥에서 반영된 변수를 근거로 인체의 변증구조를 파악해 낼 수 있다는 것입니다. 다만 이러한 맥상의 변화는 기계적이고 경직된 것이 아니라 언제든지 어떤 방향으로든지 변화 가능한 동태적 정황을 보여준다는 것이 중요합니다. 노파심에서 하는 말인데, 외감 풍온風溫이 항상 위의 예시대로만 변화한다고 생각하면 절대 안 됩니다. 위의 예시는 납득 가능한 변화의 조건을 하나씩 든 것일 뿐입니다. 그러나 임상에서는 언제든지 전 과정의 단계마다 하나 이상의 조건이 관여할 수 있습니다. 따라서 '총론 2장 4절'에서 공부한 기와 혈의 변화를 토대로 맥상의 동태적 변화를 진맥하는 순간 바로바로 분석해 낼 수 있어야만 맥진의 임상응용을 극대화시킬 수 있는 것이지요.

● 또 하나 고려해야 할 것은, 환자가 언제나 하나의 병리 시스템을 가지고 있는 것은 아니라는 것입니다. 두 개 이상의 병리 시스템이 독자적이거나 인과성을 가지고 동시에 반영됩니다. 따라서 이렇게 복잡한 병리 시스템이 반영된 맥을 통해 용약用藥이 가능할 정도로 분석해 낼 수 있는 대전제는 머릿속에 분석의 근거가 될 수많은 병증들이 빼곡히 정리되어 있어야 한다는 것이지요. 맥진을 임상에서 제대로 응용하지 못하는 이유는 27맥을 감별하지 못해서가 아니고, 이러한 맥상을 분석해 낼 병증자료가 충분하지 못해서임을 다시 한 번 강조합니다.

6. 장부 분포

부취浮取하여 심폐心肺를 살피고, 중취中取하여 비위脾胃를 살피고, 침취沈取하여 간신肝腎을 살핀다는 설명이 있긴 하다. 이러한 방식은 임상에 적용할 수 없다. 설마 심폐心肺의 병변이 모두 부후浮候에만 있고 중후中候·침후沈候에서는 나타나지 않는단 말인가? 간신肝腎의 병변이 모두 침후沈候에만 있고 부후浮候·중후中候에서는 나타나지 않는다는 말인가? 만약 환자가 천喘하면서 촌맥寸脈이 침삭沈數하다면, 폐 속의 온열蘊熱이 폐를 핍박하여 상역上逆하기 때문에 천喘한 것을 알 수 있다. 이러한 증은 맥의 부후浮候를 살피는 것이 아니라 침후沈候를 진맥해야 알 수 있다. 어찌 심폐의 질병을 부후浮候에서만 진맥한다고 말할 수 있겠는가?

또 촌척내외寸尺內外로 나누어 장부臟腑를 살핀다는 설명이 있긴 하다. 촌구寸口는 작은 구역으로 밀짚처럼 가늘다. 그런데 이를 다시 세밀하게 상하내외로 구분한다면 제대로 파악하기도 어렵고, 허황된 말에 가깝기 때문에 임상에서도 이런 방식을 쓰지 않는다. 비교적 일치하는 의견은 좌우맥左右脈을 촌관척寸關尺으로 나누는 것이다. 좌맥左脈의 촌관척寸關尺을 심心·간肝·신腎으로 분별하고, 우맥右脈의 촌관척寸關尺을 폐肺·비脾·명문命門으로 분별한다. 심포心包는 좌촌左寸에 있다. 양척兩尺이 모두 신腎에 속한다고 여기는 사람도 있다.

부腑의 분배에 관하여 담膽을 좌관左關에 두고 위胃를 우관右關에 두며 방광을 척尺에 두는 것은 제가諸家의 의견이 대체로 일치하지만, 대장·소장의 분포는 의견의 차이가 비교적 크다. 대략 다음의 3가지 의견이 있다. 첫째, 표리경락表裏經絡 관계로 나누는 것이다. 심과 소장이 서로 표리가 되고 경락이 상통하므로 소장을 좌촌左寸에 두며, 폐와 대장이 서로 표리가 되고 경락이 상통하므로 대장을 우촌右寸에 두는 것이다. 둘째, 기화공능氣化功能으로 나누는 것이다. 대장·소장은 모두 수곡水穀을 전화傳化하여 위기胃氣의 관할에 속하므로 대장·소장을 우관右關에 두는 것이다. 셋째, 장기의 실제 부위로 나누는 것이다. 대장·소장이 모두 하초에 속하므로 척부尺部에 분배하는 것이다.

삼초三焦의 분포는 상초·중초·하초를 촌·관·척에 나누어 배치해야 한다고 주장하기도 하고, 삼초의 기화氣化 작용이 신腎에서 결정되므로 척尺에 배치해야 한다고 주장기도 하며, 삼초와 심포가 서로 표리가 되고 또 경락이 상통하므로 좌촌左寸에 배치해야 한다고 주장하기도 한다. 각자 자기 의견을 고집하여 배우는 사람들로 하여금 어떤 말이 옳은지 판단할 수 없게 만들고 있다. 장부의 분포를 지나치게 기계적으로 융통성 없이 해서는 안 된다. 이러한 것은 허황될 뿐 아니라 임상에 적용할 수도 없다.

필자는 장부의 병위病位를 다음과 같이 판단한다. 촌寸에서 상초上焦의 병변을 살핀다는 것에 근거하여, 심心·폐肺·심포心包와 흉부胸部·경부頸部·두부頭部를 포괄한다. 관關에서 중초中焦의 병변을 살핀다는 것에 근거하여, 비脾·위胃·간肝·담膽·상복부上腹部를 포괄한다. 척尺에서 하초下焦의 병변을 살핀다는 것에 근거하여, 신腎·방광膀胱·대소장大小腸·여자포女子胞와 하복부下腹部·요부腰部·슬부膝部·족부足部 등을 포괄한다.

어느 장부에 속하는 병변인지 판단할 때는 해당 장부와 경락에 나타나는 증상을 결합하여 종합적으로 분석하고 판단해야 한다. 가령 촌맥寸脈이 삭數하고 해수咳嗽가 있으면, 촌맥이 삭數한 것은 상초上焦에 열熱이 있는 것이다. 상초上焦의 열熱이 결국 심, 폐, 흉부, 두부頭部 중에 있는 것이겠지만 맥에만 의존해서 정확히 어느 부위에 있는 것인지는 판단할 수 없다. 환자를 관찰하여 해수咳嗽가 있는 것을 안다면, 해수咳嗽는 폐肺의 증상이고 촌맥寸脈이 삭數한 것과 결합하여 폐열肺熱로 판단할 수 있다. 만약 똑같이 촌맥寸脈이 삭數하더라도 심번불매心煩不寐하는 증상이 나타나면 심경心經에 열熱이 있는 것으로 판단할 수 있다. 《맥경脈經》을 고찰해 보면 촌관척寸關尺으로 삼초三焦를 나누지만 기계적으로 촌관척寸關尺과 장부를 배속하지는 않았다. 《맥경》에서는 삼관三關의 경계를 나누어 맥후脈候가 주관하는 것을 "촌寸은 상초上焦를 주관하여 두부頭部, 피모皮毛, 수부手部의 병변을 살핀다. 관關은 중초中焦를 주관하여 복부腹部와 위胃의 병변을 살핀다. 척尺은 하초下焦를 주관하여 소복少腹에서 족부足部까지의 병변을 살핀다."라고 하였다. 이러한 정위定位 방법은 간단하고 실용적이며 확실하므로 허황되거나 경직되고 번잡한 폐단이 없다.

강설

● 소문학회의 일지一指맥법은 한 부위, 특히 관부關部에서 위로부터 폐, 심, 비, 간, 신의 순서로 모맥毛脈, 구맥鉤脈, 대맥代脈, 현맥弦脈, 석맥石脈의 태과太過와 불급不及을 파악하는 것입니다. 이러한 방법은 좌우 촌관척 육부六部맥법에 비해 맥상의 감별부위가 좁기 때문에,* 초학자의 경우 맥이 보여주는 정보를 분석하는 것이 쉽지 않지요. 그리고 그 분석이라는 것도 오행의 기상氣象에 바탕을 두고 있어, 실질 장기에 기반을 두고 분석하는 것이 아니기 때문에 다분히 추상적일 수밖에 없지요. 즉, 소위 말하는 오행 속성상의 태과太過, 불급不及을 기준으로 인체의 유여有餘와 부족不足을 판단할 뿐, 실질 장기의 변증적 속성을 파악하려는 것이 아니지요. 비록 폐, 심, 비, 간, 신이라는 오장에 대한 언급은 있지만, 이것이 실질 장기를 의미하는 것이 아니라 금, 화, 토, 목, 수라는 오행을 인체에 대입한 대사代寫에 불과하기 때문이지요. 예를 들어, 모맥毛脈이 태과太過하면 실질 장기인 폐장肺臟의 문제가 아니고 폐금肺金의 유여有餘인 것이며, 석맥石脈이 불급不及하면 실질 장기인 신장腎臟의 문제가 아니고 신수腎水의 부족不足인 것이지요. 비록 이런 오행 속성에 의한 분석이 어느 정도 유의성을 가지고 있을 수는 있지만, 이것 자체가 한의학을 더욱 모호하게 만드는 경우가 대단히 많지요. 따라서 일지一指맥법의 임상 응용에 대해서는 좀 더 많은 모색이 필요할 것 같습니다.

* 비유하자면 六部脈法은 쭉 펼친 카드모둠에서 카드 한 장을 빼는 것이고, 一指脈法은 곧게 쌓인 카드모둠에서 카드 한 장을 빼내는 것이다.

● 더구나 이사무 선생이 제기한 것처럼, 우관右關에서 부후浮候의 맥이 심폐의 반응인지 비脾의 반응인지와, 침후沈候의 맥이 간신의 반응인지 비脾의 반응인지를 다시 감별해야 하는 또 다른 문제가 발생하지요. 육부六部의 정위定位는 해당 부위에 배속된 실질 기관의 변증적 정황을 보여주어야 하기 때문에, 모호한 장부 배속은 있을 수도 없고 임상에서 의미조차 없는 것이지요. 따라서 지금 공부하는《맥학심오》에서는 육부六部맥법만을 기준으로 장부 정위定位를 합니다. 육부六部의 정위定位는 인체의 해부학적 구조에 기반을 두고 배속하는 것이 합리적입니다. 즉 상부에 있는 것은 촌寸에, 하부에 있는 것은 척尺에 배속하고, 좌측에 있는 것은 좌수左手에, 우측에 있는 것은 우수右手에 배속하면 되는 것이지요. 여기서 짚고 넘어갈 것이 있습니다. 폐와 신은 좌우에 두 개가 있기 때문에 좌우 양촌兩寸과 양척兩尺에서 그 반응이 나타날 수 있다는 것입니다.

● 해부학적으로 논란이 되는 좌간우폐左肝右肺의 경우 음양론을 기준으로 그렇게 나눴다고 말하기도 하나 과학적이지 못하지요. 좌관맥左關脈이 간肝에 배속되는 것은 맥동의 근원인 심장으로 들어가는 혈류가 간을 통과하여 가기 때문에 심장의 아래에 간이 배속된 것이라고 보는 것이 더 합리적인 것 같습니다. 여기서 말하는 간병은 말 그대로 간장의 병이 되는 것입니다. 간장의 병은 간 실질의 문제도 있지만 간 전前단계, 간 후後단계의 문제도 있습니다. 간 실질의 문제만 있다고 하면 당연히 좌관左關이 아니고 우관右關에서 더욱 또렷하게 나타납니다. 문제는 인체의 혈류가 이어져 있다는 것입니다. 간 전단계는 위胃와 연결되어 있고, 후단계는 위로는 심장으로 아래로는 담도를 거쳐 십이지장 쪽으로 이어져 있지요. 과연 이 전체 가운데 어느 부분에서 어떤 상황이 벌어지고 있는지를 맥이 반영해 주고 있다는 것입니다. 대표적으로 우심방에 문제가 있으면 간에서 심장으로 가는 혈류가 제대로 처리되지 못하지요. 그래서 간에까지 혈류의 정체가 발생합니다. 심장은 부전에 빠져 오히려 약하게 나타나는

데 간맥은 홍활유력洪滑有力하게 나타날 수 있는 이유가 이것이지요. 이렇게 입체적으로 수많은 병증자료를 머릿속에 담고 있다가 맥과 결부해서 분석해 내야 하는 것입니다. 여기서 짚고 넘어가야 할 문제가 있어요. 한의학적으로는 칠정七情이 간에 배속되지요. 노기怒氣가 상역逆上한다는 등, 간기肝氣가 울결鬱結된다는 등 하는데, 이것은 간 실질의 문제가 아니지요. 뇌의 문제입니다. 이걸 간맥에서 찾으려고 하면 단추가 잘못 들어간 것이지요. 스트레스 때문에 간에도 어느 정도 영향을 줄 수는 있지만, 모든 스트레스가 간과 관련되어 간맥에 나타나는 것은 절대 아니라는 것입니다.

● 오장五臟의 정위定位는 심장을 중심으로 심장에 연결된 주요 혈관을 나누어, 심장 자체 및 두면부와 연결된 혈류(좌촌맥左寸脈), 심장과 간이 연결된 혈류(좌관맥左關脈), 심장과 콩팥이 연결된 혈류(좌우척맥左右尺脈), 심장과 폐가 연결된 혈류(좌우촌맥左右寸脈), 심장과 위장관이 연결된 혈류(우관맥右關脈과 우척맥右尺脈)가 반영된 것은 아닌지 조심스럽게 추정해 봅니다. 또한 좌수左手에 배속된 장기들인 심장, 간장, 신장은 혈관 그 자체인 심장을 비롯하여 혈관으로 구성되었다고 해도 과언이 아닐 정도로 혈류의 분포가 집중되어 있습니다. 이는 우수右手에 배속된 폐장, 위, 소장, 대장 등이 빈 공간을 혈류가 겉에서 감싸고 있는 것과는 차이가 크지요. 이를 기혈론으로 나누어볼 수도 있고, 아니면 해부학적 특성이라고 말할 수도 있겠지요. 장부의 정위定位에도 이것이 반영되었지 않나 추측해 봅니다. 여기서 비脾에 대해서는, 소화기능은 위胃를 위주로 하여 소화효소를 분비하는 췌장이,* 운화기능은 비장이 담당하고 있다고 나누어서 봐야 할 것 같습니다. 때문에 췌장은 위胃의 정위定位인 우관右關에서 보되, 비장은 간의 정위定位인 좌관左關도 고려해야 할 것 같습니다. 물론 비장과

* 이는《內經·脈要精微論篇》에서 일반적으로 오장이 육부보다 우선시되지만, 비위의 입장은 바뀐 것과도 연관이 있을 수 있다.

췌장의 해부학적 연접을 생각하면 비장의 반응이 우관右關에서 나타날 수도 있고, 췌장의 반응이 좌관左關에서 나타날 수도 있겠지요.

● 육부六部맥법에서 오장의 정위定位에 대해서는 별 논란이 없습니다. 문제는 육부六腑의 정위定位이지요. 특히 대소장의 배속을 어떻게 해야 할 것인지에 대해서는 맥학의 학파에 따라 그 설이 분분합니다. 첫째로 제시한 표리表裏경락의 관계는 《의학입문醫學入門》 등에서 대표적으로 채용하고 있지요. 좌촌左寸의 부후浮候에서 소장을 진단한다면, 이것이 심장의 반응인지 소장의 반응인지를 어떻게 구별할 수 있겠습니까? 오행물류五行物類의 뇌내망상에 사로잡힌 소치에 불과하지요. 맥학의 학파는 크게 두 가지로 구분할 수 있어요. 하나는 고양생高陽生의 《맥결脈訣》을 위시하여, 이를 재편집한 이천李梴의 《의학입문醫學入門》, 허준의 《찬도방론맥결집성纂圖方論脈訣集成》·《동의보감東醫寶鑑》 계열이 있습니다.* 다른 하나는 최가언崔嘉彦의 《최씨맥결崔氏脈訣》을 위시하여,** 이를 재편집한 이시진李時珍의 《빈호맥학瀕湖脈學》, 장경악張景岳의 《경악전서景岳全書》, 이중재李仲梓의 《의종필독醫宗必讀》·《진가정안診家正眼》 등과 주학해周學海의 4종 맥학서적인 《맥의간마脈義簡摩》·《맥간보의脈簡補義》·《진가직결診家直訣》·《변맥평맥장구辨脈平脈章句》 계열이 있습니다.*** 전자는 대장과 소장을 폐와 심의 영역인 우촌右寸과 좌촌左寸에 배속합니다. 그러나 후자는 장부의 해부학적 구조에 따라 우관右關에서부터 척尺까지를 위, 소장, 대장의 순서로 배속합니다. 물론 위, 소장, 대장은 연결된 위장관이기 때문에 그 반응이 한꺼번에 나타날 수도 있습니다. 이는 경악景岳이 대장과 소장을 신과 명문의 수화론水火論적 속성에 따라 좌左대장, 우右소장이라는 배속을 살짝 제시하면서도 대소장이 위국胃局에

---

* 허준도 高陽生의 《맥결》이 僞書로 많은 문제점을 가지고 있지만 다른 책이 없어서 어쩔 수 없이 이 책을 근거한다고 토로했다.

** 《四庫全書》나 《東垣十種醫書》에 《紫虛眞人脈訣》로 나온다. 東垣 쪽에서도 《崔氏脈訣》을 따랐다는 것을 알 수 있다.

*** 최소한 후자의 맥학서로 언급된 책들은 다 읽어봐야 맥에 대한 감이 잡히는 것이다. 따라서 일부러 중요 맥학서적을 열거했다. 물론 본서에 구성되어 있는 《맥학심오》와 '강설'만 충분히 이해해도 된다고 생각한다.

속하기 때문에 위기胃氣 중에서 관찰해야 한다는 입장을 견지한 것과 같습니다.

● 육부六腑의 정위定位 중 대소장의 정위定位에 대해서는 해부학적 위치를 기준으로 우관右關에서부터 척尺까지 위, 소장, 대장을 배열하되 위치상 좌우 양척兩尺에서도 위장관의 반응이 나올 수 있다고 보는 것이 합리적일 것 같습니다. 또한 이들 위장관의 반응은 위장관이 서로 연결되어 있다는 것을 전제로 위, 소장, 대장 중 어느 곳의 반응인지는 융통성을 발휘하는 것이 좋을 것 같습니다. 음식물이 어느 곳에 집중되어 소화되고 있는지를 볼 때 우관右關과 우척右尺에서 위와 대장의 반응이 각각 구별되는 것을 볼 수 있습니다. 특히 위에 국한된 장염의 경우 우관右關에서 그 반응이 두드러지게 나오고, 대장에 국한된 장염의 경우 우척右尺에서 그 반응이 두드러지게 나타나는 것을 볼 수 있습니다. 물론 우관右關에서부터 척尺까지 이어져 동일한 맥상이 나오는 경우도 많습니다. 따라서 환자가 보여주는 맥을 환자의 병증과 결합하여 유기적으로 분석하는 것이 타당하다고 봅니다.

7. 맥상 중 번잡한 것을 없애 간결하게 한다

《맥경脈經》 이전에도 많은 종류의 맥이 제시되었지만, 맥상에 대한 정확하고 엄격한 서술이 부족하며 명칭도 통일이 되지 않아 임의로 지어진 것이 대단히 많았다. 《맥경》에서 처음으로 맥학을 전문적이고 체계적으로 정리하여 상세히 논술하였고, 24종의 맥을 제시하면서 아울러 맥상에 대해 비교적 엄격한 정의를 내려 후세에 많은 영향을 주었다. 후세 의가들은 《맥경》의 24맥을 기초로 또다시 많은 종류의 맥을 더하여 27종맥, 34종맥 등을 분별하고 제시하였다. 그러나 자세하게 연구·분석하면, 몇 가지 맥상은 중복되어 각각의 특징으로 구분하기 어렵고 또한 그 병리적 의의도 서로 다르지 않다. 따라서 몇몇 후세 의가는 중복된 맥상에 대하여 의미 있는 삭제를 하였다. 가령 경악景岳은 정맥正脈 16부部를 제시하여 부浮, 침沈, 지遲, 삭數, 홍洪, 미微, 활滑, 삽澁, 현弦, 규芤, 긴緊, 완緩, 결結, 복伏, 허虛, 실實만을 남겨 두었고, 《빈호맥학瀕湖脈學》 중 장長, 단短, 유濡, 촉促, 대代, 산散, 뇌牢, 혁革, 세細, 약弱, 동動의 11맥을 삭제하였다. 이렇게 번잡한 것을 없애 간결하게 하는 사고는 좋은 것이지만, 구체적으로 어떤 맥을 삭제하여야 하고 어떤 맥을 남겨두어야 하는지는 좀 더 검토해야 할 필요가 있다.

후세 의가들이 대부분 따르는 《빈호맥학》 중의 27부맥部脈으로 말하자면 유濡, 복伏, 뇌牢, 혁革, 장長, 단맥短脈은 삭제할 수 있다.

(1) 유맥(濡脈)은 연맥(軟脈)으로 개명해야 한다

유濡는 본래 연軟으로, 그 특징은 맥체脈體가 유연한 것이다. 후세에는 유맥濡脈의 특징을 부浮하면서 유세柔細하다고 묘사하였다. 만약 부浮하면서 유세柔細한 것을 유맥濡脈이라고 한다면 유세무력浮細無力한 미맥微脈과 구분하기 어렵다. 또한 유濡와 미微는 대표적인 병리상의 의의도 같기 때문에 부浮하면서 유세柔細한 것을 특징으로 하는 유맥濡脈은 삭제해야 한다. 유맥濡脈은 연맥軟脈으로 개명해야 한다. 연맥軟脈의 유일한 특징은 맥체脈體가 유연한 것으로,

부浮하면서 유세柔細하다는 것에 한정되지 않는다.

(2) 복맥(伏脈)은 없애도 된다

복伏과 침沈은 모두 중안重按하여야 나타난다. 단지 복伏이 침沈에 비해 약간 더 깊을 뿐이다. 복맥伏脈과 침맥沈脈은 단지 정도의 차이이지 병리적 의의에는 그다지 차이가 없으므로, 복맥伏脈은 없애도 된다.

(3) 뇌맥(牢脈)은 없애도 된다

뇌맥牢脈의 특징은 침沈하면서 현장실대弦長實大한 것으로, 침실맥沈實脈의 맥상과 병리적 의의가 일치하므로, 뇌맥牢脈은 없애도 된다.

(4) 장맥(長脈)은 없애도 된다

태과太過의 특징을 지닌 장맥長脈은 실맥實脈이나 현대유력弦大有力한 맥의 맥상적 특징과 병리적 의의가 일치하므로, 장맥長脈은 없애도 된다.

(5) 단맥(短脈)은 없애도 된다

무력無力하면서 단短한 맥은 미맥微脈, 약맥弱脈과 병리적 의의가 같다. 유력有力하면서 단短한 맥은 삽澁하면서 유력有力한 맥과 같으므로, 단맥短脈은 없애도 된다.

(6) 혁맥(革脈)은 없애도 된다

혁맥革脈의 특징은 부대유력浮大有力하면서 누르면 비어 있어 규맥芤脈과 비슷하고 또한 병리적 의의도 같으므로, 혁맥革脈은 없애도 된다.

《빈호맥학》은 《맥경》에 비하여 장長, 단短, 뇌牢의 세 가지 맥을 추가하였다. 그러나 추가시킨 의의가 별로 없어 삭제할 수 있다. 필자는 또한 《맥경》을 기초로 복맥伏脈, 혁맥革脈을 삭제하고 유맥濡脈은 연맥軟脈이라는 명칭을 회복시켜 총 22종맥을 제시하였다. 여기서는 단지 같이 검토해야 한다는 의견만 제시하고, 각론의 각종 맥에 대한 토론에서는 여전히 《빈호맥학》의 27부맥部脈을 남겨두었다.

강설

● 《의학입문醫學入門》을 공부할 때 28맥의 제맥체상諸脈體狀을 보면 체상시體狀詩만으로는 도저히 구별이 불가능한 맥들이 있지요. 대표적으로 "大浮滿指沈無力"이나 "虛雖豁大不能固"의 차이를 어떻게 구별하라고 하는 것인지, 심지어 "絶則全無推亦閑"과 같이 맥상이 거의 뛰지 않는 절맥絶脈이나 "弱則欲絶有無間", "微似蛛絲容易斷", "濡全無力不耐按"의 맥상을 각각 어떻게 특징지으라고 이런 시구를 지어놓은 것인지 의아했었지요. 글자로야 어떻게든 그 차이를 견강부회할 수 있다지만, 손가락 아래의 사정을 어떻게 임상에 적용할 수 있을지를 고려해 보면 실제 임상을 하지 않고 그냥 잔머리를 굴려 지어낸 글귀임을 알 수 있습니다. 맹자께서 책에 있는 말을 다 믿는다면 차라리 책을 안 읽는 것이 낫다고 하셨지요. 책이 현실에서 실천력을 가지지 못한다면 낭비된 시간과 정력이 애석하지요. 경악景岳도, 이사무李士懋 선생도 실제 임상을 바탕으로 현학과 번잡을 버리고 최대한 간결화하여 맥진의 당위성을 극대화시키려고 노력하였습니다.

● 유맥濡脈은 맥체脈體가 유연한 것이 특징입니다. 공연히 부浮하면서 유세柔細하다고 하여 부세무력浮細無力한 미맥微脈과의 혼란을 야기할 필요가 없지요. 병리적 의의가 같다면 이름을 이렇게 붙이든 저렇게 붙이든 의미 있는 소통만 되면 되니까요. 때문에 부浮하면서 유세柔細하다는 개념의 유맥濡脈은 미맥微脈과 합치고, 맥체가 유연하다는 독자적 속성만 남겨서 유맥柔脈 혹은 연맥軟脈으로 개명해야 한다는 것이지요. 이에 대해서는 각

론의 유맥濡脈에 자세히 나오니, 그때 다시 한 번 설명을 하겠습니다. 복맥伏脈, 뇌맥牢脈, 장맥長脈, 단맥短脈, 혁맥革脈은 침맥沈脈, 실맥實脈, 현맥弦脈, 삽맥澁脈, 규맥芤脈 등과 비교해서 체상體狀과 병리적 의의가 사실상 동일하므로 굳이 번잡하게 맥상을 늘릴 필요는 없는 것이지요. 따라서 임상에서는 다음 '10단계 시스템 맥진법' 중 대표 맥상을 중심으로 부연만 하면 됩니다('10단계 시스템 맥진법'에 대해서는 '보론 1장'에서 자세히 언급할 예정이므로 여기서는 개요만 확인하기 바랍니다).

- '10단계 시스템 맥진법'이란 다음과 같습니다.

① 천부天部인 맥관벽에 닿는 순간 깊이로 부맥浮脈(대맥大脈까지도 확장해서 볼 수 있음)인지,
② 침맥沈脈(세맥細脈·복맥伏脈)인지를 확인하고,
③ 맥관벽 긴장도로 현맥弦脈(긴맥緊脈·장맥長脈·단맥短脈·규맥芤脈·혁맥革脈)을 확인하며,
④ 맥의 기락起落 폭으로 홍맥洪脈(산맥散脈)인지,
⑤ 삽맥澁脈(미맥微脈)인지를 확인하고,
⑥ 맥의 기락起落 속도에서 삭맥數脈(촉맥促脈)인지,
⑦ 지맥遲脈(결맥結脈)인지를 확인하며,
⑧ 인지부人地部의 충실도로 활맥滑脈(유맥濡脈·완맥緩脈·동맥動脈·대맥代脈)을 확인하고,
⑨ 인지부人地部의 맥력으로 허맥虛脈(약맥弱脈)인지,
⑩ 실맥實脈(뇌맥牢脈)인지를 확인한 후,
지부地部를 지나 맥관이 끊어지는 것을 말합니다.

- 굳이 늘리면 27맥이지만,* 기준맥으로 10단계의 10가지 맥상이 머리

* 이사무 선생의 각론에는 大脈이 빠져 있지만 맥관의 확장과 축소 측면에서 大細를 고려해야 하기 때문에 진맥의 흐름에 삽입했다.

와 손에 정립되어 있으면 맥상을 감별하지 못해서 맥진이 안 되는 상황은 없을 것입니다. 그만큼 이 10가지 맥상이 중요하다는 것이지요. 이것이 제가 나름대로 잡는 10요맥要脈입니다. 이 10요맥이 명확해야 겸맥兼脈은 물론 수십, 수백 가지의 변맥變脈에 미혹되지 않고 그 실체를 최대한 파악하여 환자의 변증 구조를 찾아낼 수 있는 것입니다.

8. 맥진 중 주의사항

맥진 중 주의사항에 대해서는 각종 맥학서에 많은 설명이 있으므로 여기서는 아직 언급된 적이 없거나 견해가 다른 몇 가지 문제만 제시한다.

(1) 한의학 진맥 변증에 대한 양약의 영향

많은 양약(특히 중추신경계 약물, 순환기계 약물, 내분비계 약물, 액체요법 등)이 모두 맥상에 현저한 영향을 주어서 한의학 변증을 방해한다. 그러므로 진맥 시 이러한 영향을 주는 인자들을 충분히 고려하여 최대한 판단 착오가 생기지 않도록 해야 한다. 필자는 길랑바레증후군(Guillain-Barré syndrome) 환자를 회진한 적이 있었다. 호흡이 멎었어도 심장은 계속 뛰고 있었다. 호르몬과 흥분제, 고압산소 공급, 수액 및 혈관활성 약물을 썼기 때문에, 맥이 홍대洪大하고 얼굴이 붉으며 혀가 홍紅하면서 건조한 증상이 나타났다. 이것에 근거하여 양명열성陽明熱盛으로 진단을 하고 인삼백호탕人參白虎湯을 투여하였으나 10일 후에 사망하였다. 이후 생각해 보니 호흡이 이미 멎었으면 당연히 한의학의 탈증脫證 범주에 속하므로 익기회양益氣回陽하는 인삼, 부자를 썼어야 했다. 얼굴이 붉고 맥이 홍洪한 것은 양약의 영향을 받은 것이므로 인삼백호탕을 투여한 것은 오치였던 것 같다. 한방·양방의학을 결합하여 공동치료하는 경우가 많으므로 어떻게 교란을 배제하고 정확한 변증논치를 할 것인가에 대하여 진일보한 연구와 토론을 기대해 본다.

(2) 하지법(下指法)

역대로 진맥 시 지목指目(손가락 끝의 융기한 부분)을 써야 된다고 강조하였다. 그러나 맥체脈體가 약간 넓은 경우 손가락 끝으로 맥의 전모를 파악하기가 어렵다. 지두指肚(손가락 바닥면의 근육이 돌기한 부분)로 짚는 게 더 낫다. 따라서 나는 지두指肚로 진맥을 해야 한다고 주장한다.

(3) 쌍맥(雙脈) 문제

어떤 환자는 한쪽 맥에 두 갈래의 동맥動脈이 병렬되어 있었다. 하나는 촌구寸口에서 부현세浮弦細하면서 경勁하고, 다른 하나는 약간 침沈하되 비교적 굵으면서 화완和緩하였다. 주학해周學海는 이것을 이선맥二線脈이라고 하였다. 맥진은 둘 중 약간 굵은 것을 취해야 한다.

(4) 지력(指力)

삼지절맥법三指切脈法을 사용할 때 지력指力은 반드시 같아야 한다. 또한 누르는 강도도 같아야 한다. 그렇지 않으면 3부맥三部脈 중 유독 어느 맥이 약하고 강하며 크고 작아졌는지 그 변화를 변별할 수 없다.

(5) 소체맥(素體脈)

사람은 남녀노소, 강약비수强弱肥瘦의 차이가 있기 때문에 소체맥素體脈도 같지 않다. 병맥病脈을 진단할 때는 평소 체질적인 차이를 반드시 고려해야 한다.

강설

● 여기서 언급된 것들은 알면 쉬운데 모르면 산으로 가는 부분이니, 다양한 경우의 수를 항상 염두에 두고 있어야 합니다. 환자는 한의학적으로 진단에 적합한 상태로 오는 것이 아니지요. 다양한 변수들을 환자 자신들조차 인지하지 못하고 있기 때문에 주의를 요합니다. 맥은 혈류와 박동을 보는 것이기 때문에 이에 영향을 미치는 모든 요소가 변수로 고려되어야 합니다. 특히 양약이나 기호식품들은 맥상에 현저한 변화를 유발할 수 있으므로 주의하여야 합니다. 그럼 이런 경우에는 전혀 맥을 짚지 못하느냐? 그렇지는 않습니다. 맥상을 분석할 때 병증과 비교하고 이들을 염두에 두면서 분석을 하면 됩니다. 처음에는 익숙하지 않아서 당황

할 수 있지만, 진맥이라는 것이 맥의 종류가 뭔지를 찾는 것이 아니고 이런 맥이 나오는 이유를 찾는 것이기 때문에, 양약 등도 이런 맥이 나오는 이유에 들어간다는 것을 숙지하고 있으면 됩니다. 물론 최대한 이런 변수를 배제한 상태가 필요하지요. 그러나 임상을 하면 이런 변수를 배제하지 못하는 상황이 더 많기 때문에 골치가 아프긴 하지요. 닥터 하우스의 말대로 환자는 거짓말을 항상 합니다. 알고 하는 것이든 모르고 하는 것이든 결국 의사의 판단을 흐리게 할 수 있다는 것이지요.

● 구체적으로 진맥을 하는 방법에 대해서는 '보론 1장'에서 자세히 서술할 예정입니다. 여기서는 가장 중요한 부분의 개요만 먼저 살짝 소개하고자 합니다. 촌관척寸關尺을 잡을 때 기준은 고골高骨(요골돌기)입니다. 고골을 관關으로 잡고 고골 윗부분을 촌寸으로, 고골 아랫부분을 척尺으로 삼습니다. 문제는 촌관척에 세 손가락을 동시에 놓으려면 그 범위가 살짝 좁습니다. 그래서 간혹 임상에서 보면 고골을 넘어 그 아래인 척맥 부위를 관關으로 잡는 실수를 범하는 분들도 있습니다. 평맥平脈 자체가 침沈한 척맥尺脈을 관맥關脈으로 잡으면서 비위脾胃가 약하다거나 간혈肝血이 부족하다고 말한다면 곤란한 일이지요. 이때 주의해야 할 것이 있습니다. 요골동맥은 체간에서 손 쪽으로 흐르기 때문에 맥을 잡을 때 촌寸, 관關, 척尺의 순서대로 반드시 잡아야 합니다. 관關이나 척尺을 먼저 잡게 되면 살수대첩이 야기됩니다. 고골의 위치를 잘 파악하지 못해 살짝 관關을 먼저 짚을 수도 있지만, 이 경우에는 관부關部의 천후天候만을 살짝 인지하고 바로 떼어야 합니다. 여기서부터 어그러지면 맥 자체가 다 뭉개지는 것이지요.

● 손끝을 세워서 손끝으로 환자의 맥을 짚으면 환자가 움찔하면서 맥관이 순간적으로 긴장해 맥이 현弦해집니다. 지복指腹으로 맥을 짚는 것이 좋습니다. 지복指腹으로 짚으면 손가락 끝의 세동맥이 간섭하는 것도 피

할 수 있습니다. 이때 반드시 손톱을 최대한 청결하게 깎아주어야 합니다. 맥진을 할 때는 손톱 끝의 흰 부분이 덜 깎여 있으면 안 됩니다. 맥진시 기타를 치거나 가야금을 타면 안 된다는 것은 손끝에 군살이 박혀서 감도가 떨어질 수 있기 때문이기도 하지만 손톱의 문제도 있습니다. 손톱이 닿는 순간 맥관은 긴장된다는 것을 반드시 염두에 두고 있어야 합니다. 하나 더 고려할 것이 있습니다. 맥진은 인체의 상중하와 좌우의 혈류 상태를 보는 것이기 때문에, 반드시 환자가 편안하게 앉은 상태에서 진맥을 해야 합니다. 서서 진맥을 하면 심장에 조금 더 부담을 주기 때문에 위치의 문제는 발생하지 않지만 그래도 앉는 것만은 못하지요. 문제는 간혹 맥을 환자가 누운 상태에서 짚는 경우가 있습니다. 환자가 너무 중환자라 도저히 앉을 수 없다면 어쩔 수 없이 누운 채로 진맥을 할 수밖에 없지요. 그러나 누운 채로 진맥하면 앉은 상태의 전후가 오히려 누운 상태의 상중하가 되기 때문에 앉은 상태에서 짚는 것과는 전혀 다른 맥이 나오는 것이지요. 환자의 병이 심양心陽조차 영향을 받을 정도로 고질화된 경우야 앉으나 누우나 별 차이가 안 나겠지만, 그렇지 않은 경우에는 반드시 앉은 상태에서 진맥을 해야 합니다.

● 쌍맥雙脈이라는 것이 있습니다. '쌍雙'이라는 말은 활시위가 두 줄기라는 말입니다. 간혹 맥을 짚을 때 맥관이 두 갈래로 뛰는 것처럼 느껴지는 경우가 있습니다. 천부天部의 맥관은 한 갈래이지만, 인지부人地部의 맥이 두 갈래인 것처럼 느껴지는 것은 규맥芤脈이나 쌍현맥雙弦脈에 의해서 발생합니다. 이는 원래 한 가닥의 맥인데 인지부人地部까지 누를 때 좌우 맥관벽의 긴장이 만져져 두 갈래인 것처럼 느껴지는 것입니다. 그러나 맥관이 천부天部에서도 두 갈래로 나온다면, 이건 요골동맥의 측류 혈관이 열려 있는 것입니다. 사람의 혈관은 지문을 대체해서 보안용으로 사용할 만큼 사람마다 다 다릅니다. 때문에 어떤 선천적 혹은 후천적 조건에 따라 혈관이 환자 상태에 맞게끔 신생되거나 변형되어 있습니다. 이렇게 아예

동맥 자체가 두 갈래로 갈라져서 뛰는 것이 쌍맥雙脈(이선맥二線脈)입니다. 이때는 좀 더 크고 뚜렷한 맥상을 보이는 것 위주로 분석하면 됩니다.

● 삼지절맥법三指切脈法이라는 용어가 나옵니다. 이는 세 손가락을 써서 맥진을 하는 방법입니다. 세 손가락을 동시에 쓰는 것을 총간맥법總看脈法이라고 합니다. 총간맥법은 환자가 보여주는 전체적인 맥상의 정황을 판단하는 것으로 나름 유의성이 있기는 하지만, 육부六部맥법만큼 정확성과 세밀함을 보여주지 못하기 때문에 요새는 그다지 활용되지 않고 있습니다. 총간맥을 쓸 때 주의할 점은 반드시 육부六部맥법을 다 마친 후 써야 한다는 것입니다. 총간맥을 쓰는 것 자체가 맥관을 뭉개는 것이기 때문에 한 번만 사용할 수 있는 것임을 염두에 두고 활용하여야 합니다. 여기서 말하는 삼지절맥법三指切脈法은 세 손가락을 2지指, 3지指, 4지指 순으로 촌, 관, 척을 차례차례 진단하는 것을 말합니다. 이때 당연히 2지指, 3지指, 4지指에 들어가는 힘이나 속도가 같아야 의미가 있는 것이지요. 너무 세게 팍 눌러놓고 여기 맥이 너무 약하다고 하면 곤란한 이야기지요. 특히 맥진의 요결 중 하나인 '독獨'을 활용하기 위해서는 조건이 반드시 일치해야 하는 것입니다. '독獨'에 대해서는 '보론 2장'에서 자세히 설명할 예정입니다.

● 평소 환자의 정상맥을 알고 있으면 해당 환자가 병이 들었을 때 어떤 요인에 의한 것인지를 진맥 시 쉽게 찾아낼 수 있지요. 그런데 지인이나 가능한 이야기이지 거의 생판 처음 보는 환자를 진맥하는 것이기 때문에 평소맥을 알 수가 없지요. 따라서 이를 간접적으로 추측하기 위하여 다음의 방법을 활용합니다. 맥이라는 것이 기혈에 의한 고탕鼓蕩과 충영充盈으로 형성된다고 하였습니다. 기혈의 변화가 맥에 미치는 영향에서 최소조건은 결국 맥관의 대소와 유무력有無力이라고 하였습니다. 기에 의한 고탕鼓蕩은 유무력有無力으로 파악할 수 있으니, 처음 본 환자라 하더라도 별

문제가 없지요. 혈의 충영充盈은 맥관의 대소로 파악할 수 있으니 환자의 팔에 있는 정맥의 상태를 보고 요골동맥의 원래 상태를 유추하면 되는 것이지요. 동맥만 혹은 정맥만을 따로 단련할 수는 없으니까요. 때문에 팔의 정맥이 굵게 도드라져 있으면 이 환자의 평소 요골동맥도 그만큼 굵은 것이고, 정맥이 전혀 도드라져 있지 않고 그냥 흔적만 보이거나 이것도 거의 보이지 않는다면 그만큼 요골동맥도 가는 것이지요. 병이 들었을 때 정맥과 동맥의 차이가 변화를 반영하기 때문에 완벽하지는 않지만 어느 정도까지는 유추할 수 있습니다.

9. 맥상 요소의 분해

맥상은 맥위脈位, 맥체脈體, 맥력脈力, 맥률脈率, 맥률脈律, 맥폭脈幅, 맥형脈形의 7가지 기본요소로 조성된다. 이 7가지 요소의 변동 때문에 복잡하고 다양한 여러 가지 맥상이 나타난다. 만약 모든 맥상을 7가지 요소로 분석할 수 있고, 아울러 이러한 요소의 변화에 영향을 주는 원인·기전을 분명하게 안다면, 각종 맥상을 파악하고 이해하며 융회관통融會貫通하는 데에 도움이 되어 오리무중에 빠진 것 같은 느낌이 들지는 않을 것이다.

(1) 맥위(脈位)

맥위脈位는 부중침浮中沈의 삼후三候로 나뉜다.

맥이 왜 부浮해지는가? 기혈氣血이 외부로 박격搏擊하기 때문에 맥이 부浮해진다. 기혈氣血이 왜 외부로 박격搏擊하는가? 상맥常脈의 부浮는 계절의 영향으로 양기陽氣가 승발升發하면서 맥이 부浮해진다. 병맥病脈의 부浮는 사기邪氣의 추탕推蕩으로 기혈이 외부로 고박鼓搏하면서 맥이 부浮해진다. 예를 들면 열성熱盛하여 핍박하거나 사기邪氣가 표表에 침입하면 맥이 부浮해진다. 만약 정기正氣가 허약하여 기혈이 외월外越해도 허虛로 인해 부浮해질 수 있다. 동일한 부맥浮脈이라도 눌렀을 때의 유력有力과 무력無力으로 허虛와 실實을 구분한다.

왜 맥이 침沈해지는가? 상맥常脈의 침沈은 계절의 변화로 양기陽氣가 염장斂藏하면서 맥이 침沈해진다. 병맥病脈의 침沈은 기혈氣血이 허쇠虛衰하여 고탕鼓蕩할 힘이 없기 때문에 맥이 침沈해질 수 있고, 기혈이 사기邪氣에 속박束縛되어 창달暢達·고탕鼓蕩할 수 없기 때문에 맥이 침沈해질 수 있다. 동일한 침맥沈脈이라도 눌렀을 때의 유력有力과 무력無力으로 허虛와 실實을 구별한다.

(2) 맥체(脈體)

맥체는 장단長短과 활착闊窄의 구분이 있다.

맥이 길면서 넓은 것은 건장한 사람으로 기혈氣血이 왕성한 경우이다. 혹은 여름철에 양기陽氣가 융성하면 맥이 넓으면서 길어질 수 있다. 병맥病脈이 넓으면서 긴 것은 사기邪氣가 기혈氣血을 고탕鼓蕩하여 기혈氣血이 맥관을 격양格陽·박격搏擊하기 때문에 넓으면서 긴 것이다. 정허正虛한 경우 기혈氣血이 부동浮動하므로 맥도 넓고 길어질 수 있다. 두 경우의 허실虛實은 당연히 침취沈取했을 때의 유력과 무력으로 구별한다.

맥체脈體가 짧으면서 좁은 것은 사기邪氣가 막아서 기혈氣血이 맥관을 창달暢達·고격鼓擊하지 못하므로 맥체가 짧고 좁아진 것이다. 혹 정기正氣가 허쇠虛衰하여 맥관을 고박鼓搏할 힘이 없어도 맥체가 짧고 좁아질 수 있다. 두 경우의 허실虛實은 당연히 침취沈取했을 때의 유력과 무력으로 구별한다.

(3) 맥력(脈力)

맥력脈力은 유력有力과 무력無力으로 나뉘며 당연히 침후沈候가 기준이 된다.

부취浮取했을 때의 맥력이 어떠한가와는 관계없이 침취沈取했을 때 무력하면 허虛이고 유력하면 실實이다. 침취沈取했을 때 무력한 것은 양기陽氣와 음혈陰血이 허쇠虛衰한 것으로 맥관을 고격鼓擊할 힘이 없기 때문이다. 침취沈取했을 때 유력한 것은 사기邪氣가 기혈을 흔들어 불안정하게 하기 때문에 혈맥을 박격搏擊하면서 맥력이 강한 것이다. 만약 항극亢極하되 부드럽지 않은 경우는 위기胃氣가 패절敗絕한 것이다.

(4) 맥률(脈率)

맥률脈率은 느리고 빠름의 구분이 있다.

빠른 것이 어린이일 경우에는 정상적이다. 병으로 인해 빨라진 것은 사기邪氣의 핍박으로 인해 기혈이 분용奔涌하여 맥이 빨라진 것이다. 정기正氣가 허쇠虛衰면 기혈氣血이 성대한 기세로 힘껏 고박鼓搏하여 자신을 구하려 하기 때문에 맥도 빨라진다. 두 경우의 허실虛實은 당연히 침취沈取했을 때의 유력과 무력으로 구분한다.

맥이 느린 것은 기혈이 사기邪氣의 속박을 받아 창달暢達하지 못해 느리게 뛴다. 기혈이 허쇠虛衰해도 창달暢達할 힘이 없어서 느리게 뛴다. 두 경우의 허실虛實은 당연히 침취沈取했을 때의 유력과 무력으로 구분한다.

(5) 맥률(脈律)

맥률脈律은 고르게 뛰는 것과 간헐적으로 중지되는 것으로 구분된다. 기혈이 순행하여 끝이 없는 고리처럼 반복적으로 순환한다면, 맥률脈律은 당연히 규칙적이다. 만약 쉬는 경우가 있는 것은 사기邪氣가 막아 기혈이 펼쳐지지 못하기 때문에 멈추는 것이거나, 기혈이 허虛하여 서로 이어갈 힘이 없기 때문에 멈추는 것이다. 두 경우의 허실虛實은 당연히 침취沈取했을 때의 유력과 무력으로 구분한다.

(6) 맥폭(脈幅)

맥이 뛰는(맥의 기락起落) 진폭에는 대소의 구별이 있다. 상맥常脈의 진폭이 큰 것은 기혈이 성盛한 것이다. 병맥病脈의 진폭이 큰 것은 사기邪氣가 핍박하여 기혈이 격양되면서 커진 것이거나, 리허裏虛로 불고不固하여 기혈이 부월浮越하면서 맥폭이 커진 것이다. 두 경우의 허실虛實은 당연히 침취沈取했을 때의 유력과 무력으로 구분한다.

맥폭이 작은 것은 사기邪氣가 막거나 정기正氣가 허쇠虛衰하여 맥이 뛸 때 진폭이 작아진 것이다. 두 경우의 허실虛實은 당연히 침취沈取했을 때의 유력과 무력으로 구분한다.

(7) 맥형(脈形)

기혈이 고르면 맥도 당연히 화완和緩하다. 계절의 차이에 따라 음양의 승강升降과 염장斂藏이 다르므로 맥에 현弦, 구鉤, 모毛, 석石의 구별이 있다. 이것은 모두 정상적이다. 만약 사기邪氣가 요동하거나 정기正氣가 허하여 기혈의 순행에 이상이 생기면 맥형脈形에 현弦, 긴緊, 활滑, 대代의 차이가 생긴다. 현弦, 긴緊은 모두 혈맥이 구급拘急하는 느낌이다. 혹 사기邪氣가 막거나 정기正氣

가 허하여 경맥經脈을 온후유양溫煦濡養하는 작용이 부족해지면서 구급拘急하는 것이다. 활滑은 기혈의 유동이 성盛한 것이다. 혹 임신맥처럼 기혈氣血이 왕성하기 때문에 맥동이 성盛하여 활滑하기도 하고, 혹은 사기邪氣가 요동하여 기혈을 고탕鼓蕩하기 때문에 파란波瀾이 치솟아 맥이 활滑해지기도 하며, 혹은 정기正氣가 허쇠虛衰하기 때문에 기혈氣血의 기세가 성대해져 맥이 활滑해지기도 한다. 둘 사이의 허실虛實은 당연히 침취沈取했을 때의 유력과 무력으로 구분한다.

맥의 변화는 복잡하다. 그러나 모두 맥상을 구성하는 7가지 요소의 변동일 뿐이다. 7가지 요소의 변동은 또한 기혈氣血의 변동일 뿐이다. 기혈氣血이 변동하는 이유는 사기邪氣의 요동과 정기正氣의 허쇠虛衰 두 가지뿐이다. 그러므로 기혈은 맥리脈理의 근원이 되고, 허실虛實은 진맥의 대강大綱이 된다. 만약 이것을 안다면 모든 맥이 마음속에 명확해져서 헤아릴 수 없이 많은 표상表象에 현혹되지 않을 것이다.

강설

● 맥위脈位라는 것은 피부에서 뼈까지 임의로 3등분했을 때 맥관이 주로 어느 위치에 놓여 있느냐는 것입니다. 좀 더 피부 쪽에 가까운 것을 부위浮位 혹은 부후浮候라고 하고, 좀 더 뼈 쪽에 가까운 것을 침위沈位 혹은 침후沈候라고 합니다. 부浮와 침沈 사이가 중위中位 혹은 중후中候가 됩니다. 여기서 짚고 넘어가야 할 것은 피부와 뼈 사이를 3등분한 부중침浮中沈 분류와 맥관 자체를 3등분한 천인지天人地 분류는 다른 개념이라는 것입니다. 맥위脈位가 비록 침위沈位에 있더라도 맥관의 윗부분은 천후天候가 되는 것이지요. 또한 3등분이라고 말했지만 반드시 비율이 1 : 1 : 1인 것은 아닙니다. 말 그대로 위와 아래 그리고 그 사이라는 개념이기 때문에 여기서 여기에 있으면 부浮, 여기서 여기에 있으면 중中, 여기서 여기에 있

으면 침沈이라는 것이 아니라 대략 부浮에, 중中에, 침沈에 있다는 개념입니다.

● 그럼 이러한 부중침浮中沈은 맥진 시 어떤 의미를 갖는 걸까요? 혹자는 맥관 자체가 피부 쪽으로 혹은 뼈 쪽으로 부침浮沈하면서 이동한다고 생각하기도 합니다. 그러나 요골동맥은 주위에 근육이 감싸고 있기 때문에 물속에 든 관처럼 절대로 상하로 이동할 수는 없지요. 맥이 부위浮位에 있다는 것은 맥관이 확장되었기 때문에 좀 더 피부 쪽에서 맥동이 바로 감지된다는 것입니다. 맥이 침위沈位에 있다는 것은 맥관이 수축되었기 때문에 좀 더 깊숙한 곳까지 눌러야 맥동이 감지된다는 것입니다. 이때 확장과 수축의 기준은 원칙적으로 맥체脈體입니다. 그러나 간혹 박동폭 때문에 혼동될 수 있습니다. 즉, 맥체는 침위沈位에 있지만 박동폭이 커졌기 때문에 부위浮位에서 맥동을 바로 느낄 수 있는 경우가 있습니다. 맥진에 익숙하지 않은 경우 처음 박동이 느껴질 때, 이것을 모두 본맥本脈이라고 착각하여 맥체가 침위沈位에 있음에도 불구하고 맥이 부위浮位에 있다고 여기는 데에서 생긴 오류입니다. 각론에서 나오겠지만 맥상이 구별되는 조건은 환자의 상태가 충분히 반영된 것을 기준으로 삼지, 모든 잡맥에 다 의미를 부여하는 것은 아닙니다. 때문에 맥체의 범위와 박동폭의 범위를 반드시 구별하고 있어야 혼란이 야기되지 않습니다. 물론 대부분의 경우 맥체와 박동폭의 확장과 수축이 비슷한 경향이 있습니다. 다만 항상 그런 것은 아니기 때문에 염두에 두고는 있어야 합니다.

● 다른 문제로, 어떤 사람은 맥관이 확장되었는데도 평균보다 좁기 때문에 침위沈位에 있는 것처럼 느껴지거나, 맥관이 수축되었는데도 평균보다 넓기 때문에 부위浮位에 있는 것처럼 느껴지는 경우가 있습니다. 반드시 환자가 가지고 있는 본래 맥관의 폭과 기육의 두께를 고려해야 한다는 것이지요. 이를 위해서는 '총론 2장 8절'에서 나온 것처럼 팔의 정맥

과 비교해서 소체맥素體脈을 대략이나마 유추한 후 분석하면 착오를 줄일 수 있습니다. 맥관이 확장되었는데도 다른 사람보다 침위沈位에 존재한다면 이를 부위浮位에 있다고 해야 할까요? 침위沈位에 있다고 해야 할까요? 이에 대한 답은 진맥을 왜 하느냐에 달려 있습니다. 진맥의 목적은 환자의 맥상을 보고 기혈음양의 허실이라는 정황을 파악하여 변증의 근거로 삼고자 하는 데에 있습니다. 여기서 중요한 것은 기혈음양의 허실이 반영되어 맥의 형성조건인 기혈의 고탕鼓蕩과 충영充盈에 어떤 변화가 일어났느냐는 것입니다. 맥관이 원래는 부위浮位에 있었느냐, 침위沈位에 있었느냐 하는 것이 중요한 것은 아니라는 것이지요. 맥관이 부위浮位에 있느냐, 침위沈位에 있느냐를 구별하려는 것은 바로 이 맥관의 확장과 수축을 알아내기 위한 수단에 불과하기 때문입니다. 결국 맥관이 다른 사람보다 침위沈位에 있더라도 맥관이 확장된 것이면 의미상의 부후浮候가 되는 것이지요. 때문에 진료기록부에 표기할 때는 맥관도 확장되고 맥도 평균보다 부위浮位에 있는 것과, 맥관은 확장되었지만 맥이 평균보다 침위沈位에 있는 것을 구별해서 기록하는 것이 좋습니다.

● 여기서 맥체脈體라는 것은 맥관 본래의 넓고 좁음을 말합니다. 활착闊窄이라고 표시할 수도 있고, 대소 혹은 대세大細라고 표시하기도 합니다. 중요한 것은 맥관 자체가 확장되거나 수축된 것을 말한다는 것입니다. 장단長短의 경우는 '총론 2장 7절'에서 언급했듯이 장단맥長短脈 자체가 무의미한 구분이므로 크게 고려할 필요는 없습니다. 다만 촌맥寸脈이 어제魚際쪽으로 넘어가는 경우만 확인하면 됩니다. 맥체를 구별할 때 주의할 점은 맥의 기락起落인 박동폭과 구별해야 한다는 것과, 허실을 막론하고 맥관이 확장되거나 수축될 수 있다는 것입니다.

● 맥력脈力인 맥압은 맥관압과 혈류압으로 구성됩니다. 맥압은 심장이 박동할 때 맥관과 혈액이 영향을 받아 박동과 유동을 하면서 형성됩니다.

어느 것이 맥관압이고 어느 것이 혈류압인지 그 절대치를 정확히 측정하기는 힘들지만, 개념상으로는 '맥압=맥관압+혈류압'이라는 공식을 만들 수 있습니다. 여기서 객관적으로 드러난 것은 맥압 하나뿐입니다. 그러나 천부天部에서부터 맥관을 눌러가면서 맥관압을 서서히 상쇄시켜 나갈 수는 있습니다. 물론 맥관압이 상쇄되어갈 때 혈류압도 손가락의 누르는 힘에 의해 감약되거나 증강되기도 합니다. 그러나 혈류압은 심장이 혈액을 미는 힘이기 때문에 맥관이 뭉개지지 않는 한 결코 완전히 상쇄되는 것은 아닙니다. 다만 의사의 손가락에 거의 안 느껴질 수는 있습니다. 만약 맥관을 뭉갠 것도 아닌데 맥관압이 상쇄된다면 이것 자체가 기허氣虛를 의미하는 것이고, 혈류압까지 상쇄되어 간다면 기허를 넘어 양허陽虛가 되어가는 것이지요. 이를 다른 말로 침취沈取 시 무력無力이라고 표현했습니다. 침취沈取 시의 무력無力에도 정도차는 있습니다. 이에 의해 허맥류虛脈類 중에서도 허맥虛脈과 미맥微脈, 약맥弱脈이 구별되는 것이지요. 미맥微脈과 약맥弱脈은 극도의 무력으로 절대적인 심양허心陽虛를 의미합니다. 일반적인 허증虛證에서 나타나는 맥은 아니지요. 이는 모든 양허陽虛의 기준이 심장이고, 이때의 양허陽虛는 상대적인 것이 아닌 절대적인 양허이기 때문입니다.

● 맥률脈率의 느리고 빠름은 절대적 기준과 상대적 기준이 있습니다. 맥률脈率의 절대적 기준은 촌관척寸關尺에 공히 적용되는 심장의 박동수를 말합니다. 그러나 맥학서적을 보면 촌관척의 지삭遲數 여부가 일치하지 않는 경우가 있습니다. 이는 맥동 시 박동수에 차이가 있는 것이 아니라 기락起落의 속도에 차이가 생기기 때문이고, 이것이 촌관척에 따라 지삭맥遲數脈이 상대적으로 발생할 수 이유입니다. 이에 대해서는 각론의 지맥遲脈과 삭맥數脈에서 자세히 언급할 예정입니다. 맥률脈律은 맥이 규칙적으로 고르게 뛰는가 아니면 중간에 쉬는가의 문제입니다. 중간에 쉬는 맥에는 크게 3가지가 있습니다. 빠르면서 쉬는 맥을 촉맥促脈이라 하고, 완만하

면서 쉬는 맥을 결맥結脈이라고 합니다. 대맥代脈의 경우는, 동지動止는 물론 부침浮沈, 지삭遲數, 유무력有無力 등이 고르지 않고 변경되는 일체의 맥을 대맥代脈이라고 합니다. 이에 대해서도 각론에서 자세히 언급할 예정입니다.

● 맥폭脈幅은 맥이 박동할 때의 진폭을 말합니다. 따라서 원칙적으로는 맥이 뛸 때의 최대치에서 원래 맥관의 크기인 맥체脈體를 뺀 것을 말합니다. 간혹 맥폭과 맥체를 혼동해서 쓰는 경우가 있는데 맥폭은 크나 맥체가 가는 경우가 있고, 맥폭은 작으나 맥체가 굵은 경우도 있기 때문에 일괄적으로 병칭해서는 곤란합니다. 맥폭이 큰 것을 홍맥洪脈이라고 맥폭이 작은 것을 삽맥澁脈이라고 하며, 맥체가 굵은 것을 대맥大脈이라고 하고 맥체가 가는 것을 세맥細脈이라고 합니다. 간혹 홍맥洪脈인데 눌러보면 속에 가는 샤프심 같은 것이 잡히는 경우가 있습니다. 이 환자의 맥관이 두 겹인 것이 아니라, 맥폭은 크나 맥체가 가늘기 때문에 누르면서 맥관의 박동폭을 상쇄하자 본래의 맥체가 잡히는 것일 뿐입니다. 이 경우 맥폭은 홍맥洪脈을 띠는 것이고 맥체는 현세맥弦細脈을 띠는 것입니다. 이는 맥폭을 기준으로 하면 맥이 부위浮位에 있는 것 같으나 맥체는 침위沈位에 있다는 것과도 연결해서 생각해 볼 수 있습니다. 이런 홍맥洪脈과 현세맥弦細脈 자체가 의미상 중요하므로 맥폭과 맥체를 반드시 구별해야 하는 것입니다.

● 맥형脈形은 맥이 나타내 주는 느낌입니다. 이런 느낌은 기혈의 고탕鼓蕩과 충영充盈에 의해서 형성되는 것이기 때문에 맥형脈形을 근거로 기혈의 변동을 역추적할 수 있는 것입니다. 맥형脈形 자체가 맥의 체상體狀을 말하는 것이므로 각론에서 자세히 언급할 예정입니다.

● 진맥을 할 때에는 단순히 이 맥이 27맥 중 무엇일까를 구별하는 것이 중요하지 않습니다. 현재 환자가 나타내는 이 맥의 7가지 기본요소인 맥

위脈位, 맥체脈體, 맥력脈力, 맥률脈率, 맥률脈律, 맥폭脈幅, 맥형脈形에 어떤 변화가 생겼고, 이러한 변화를 준 원인이 무엇인가를 찾아내는 것이 중요합니다. 이 7가지 기본요소를 능숙하게 파악하는 것이 맥진의 관건이 되는 것이지요. 다만 여기서 간과하지 않아야 하는 것은 이 7가지 기본요소가 머릿속에 정리된 수많은 병증자료와 결합할 때 파괴력이 비로소 생긴다는 것입니다. 절대로 환자의 손목만 붙잡고 있다고 해서 진맥과 진단이 저절로 되는 것이 아님을 명심하시기 바랍니다.

脈學心悟 강의

2부 각론

제1장 부맥(浮脈)

1. 맥상(脈象)

부맥浮脈은 두 가지 의미를 담고 있다. 하나는 부위 개념을 가리킨다. 맥체脈體의 대소나 맥률脈率의 지삭遲數과는 관계없이 경취輕取하여 진맥되는 맥의 위치가 부위浮位에 있기만 하면, 모두 맥이 부浮하다고 칭한다. 예를 들면 허맥虛脈, 미맥微脈, 홍맥洪脈, 혁맥革脈 등이 있다. 다른 하나는 엄격하게 정의된 독립적 맥상脈象을 가리킨다. 이 둘을 구분하기 위하여 전자를 '맥부脈浮'라고 하고, 후자를 '부맥浮脈'이라고 부른다. 부맥浮脈은 다음 몇 가지 조건을 반드시 갖추어야 한다.

(1) 맥위(脈位)

기표肌表에 위치하여 경수輕手할 때(손을 가볍게 대면) 얻어진다. '손을 가볍게 대면 얻어진다는 것'은 경취輕取했을 때보다 맥의 주체와 맥의 전모를 알 수 있음을 가리킨다. 손을 가볍게 대도 맥의 박동을 느낄 수는 있지만, 침안沈按했을 때 얻어지는 맥이 경취輕取했을 때보다 좀 더 크다거나 가늘다거나, 혹은 강하다거나 약하다거나, 혹은 현긴구급弦緊拘急하다거나 동삭불녕動數不寧하다면, 모두 부맥浮脈이 아니다. 가볍게 눌렀을 때 얻은 맥상脈象이 맥의 주체·전모가 아니므로 질병의 본질을 반영하지 못하기 때문에 부맥浮脈이라 부를 수 없는 것이다.

(2) 맥체(脈體)

부맥浮脈은 비록 손을 가볍게 대도 얻을 수 있긴 하지만, 그 맥체脈體는 크지도 가늘지도 않고, 길지도 짧지도 않아야 한다. 맥체脈體가 크면 홍맥洪脈, 규맥芤脈, 실맥實脈, 혁맥革脈, 허맥虛脈, 산맥散脈의 부류에 속하고, 가늘면 미맥微脈, 세맥細脈, 유맥濡脈의 부류에 속한다.

(3) 맥력(脈力)

부맥浮脈은 손을 가볍게 대면 얻어진다. 마치 총엽蔥葉(대파의 푸른 잎)을 누르는 것과 같고, 물에 떠 있는 나무를 누르는 것 같아서 손을 가볍게 대면 맥력脈力이 유여有餘하고, 누르면 맥력脈力이 약간 부족不足해진다. '누르면 맥력이 약간 부족해진다.'는 것은 중취中取했을 때나 침취沈取했을 때의 맥력脈力을 부위浮位의 맥력과 비교했을 때 약간 부족하게 나타나는 것뿐이다. 만약 눌렀을 때 경취輕取했을 때보다 오히려 유력有力하다면 실맥實脈·뇌맥牢脈의 부류가 되고, 눌렀을 때 경취輕取했을 때보다 두드러지게 무력無力하다면 허맥虛脈·규맥芤脈의 부류에 속한다. 이러한 맥들은 모두 부맥浮脈이 아니다.

(4) 맥폭(脈幅)

부맥浮脈은 맥의 박동폭이 크지도 작지도 않다. 지나치게 크면 홍맥洪脈·실맥實脈의 부류이고, 지나치게 작으면 세맥細脈·삽맥澁脈의 부류이다.

2. 맥리(脈理)와 주병(主病)

부맥浮脈은 기혈氣血이 외부로 유행游行하기 때문에 나타난다. 기혈氣血이 무엇 때문에 외부로 유행游行하는가? 다음의 4가지 정황에서 볼 수 있다.

(1) 평맥(平脈)

폐肺의 평맥平脈은 부浮하면서 단삽短澁하다. 사계절 중에선 추맥秋脈이 부浮하다. 가을은 금金에 속하고 폐肺와 상응한다. 가을은 양기陽氣가 융성하다가 수렴되기 시작하므로 사람도 여기에 응한다. 맥은 비록 부浮하지만 이미 여름의 부대浮大한 맥상脈象이 변하여 염강斂降하는 단삽短澁의 맥상脈象이 나타나기 때문에, 맥이 부浮하면서 단삽短澁한 것이다. 이것은 평맥平脈으로 병이 있는 것이 아니다.

⑵ 사기(邪氣)가 침입하면 맥이 부(浮)해질 수 있다

이러한 부맥浮脈은 당연히 실증實證에 속하며, 대부분 외감신병外感新病에서 나타난다. 육음六淫에 외감外感하여 사기邪氣가 기표肌表에 침입하면 정기正氣가 사기邪氣를 막아 깊이 들어가지 못하게 한다. 정기正氣와 사기邪氣가 기표肌表에서 다투면 마치 태양병太陽病에서 맥이 부浮한 것과 같이 기혈氣血이 맥관脈管을 박격搏擊하면서 맥이 부浮해진다.

⑶ 열(熱)이 치성(熾盛)하면 맥이 부(浮)해질 수 있다

육기六氣도 화火로 변하고, 오지五志도 화火로 변하며, 기혈담식氣血痰食이 오래되어도 화火로 변한다. 그 열熱이 치성해지면 기혈氣血을 박격搏擊하여 기표肌表로 외달外達시키기 때문에 맥도 부浮해질 수 있다. 이러한 맥부脈浮는 모두 실증實證에 속한다.

⑷ 정기(正氣)가 허(虛)해도 맥이 부(浮)해질 수 있다

이러한 종류의 맥부脈浮는 모두 구병久病과 허증虛證에 속한다. 병을 오래 앓아 정기正氣가 허虛해지면 맥은 본래 부浮하지 않아야 한다. 그런데 도리어 부맥浮脈이 나타난다면, 다음 두 가지 정황이 있을 수 있다. 첫째, 적당한 치료와 조리를 거친 후 정기正氣가 점차 회복되면서 맥이 부浮해진 것이다. 이것은 나으려는 징조이다. 가령 《상한론傷寒論》 290조에서 “소음중풍少陰中風에 양맥陽脈은 미微하나 음맥陰脈이 부浮한 것은 나으려는 것이다.”라고 하였고, 327조에서 “궐음중풍厥陰中風에 맥이 미부微浮한 것은 나으려는 것이다. 부浮하지 않다면 아직 낫지 않은 것이다.”라고 하였다. 둘째, 정기正氣가 허쇠虛衰기 때문에 진기眞氣가 외부로 부월浮越하면서 맥이 부浮해진 것이다. 이른바 정기正氣가 허虛하여 맥이 부浮해진다는 것은 당연히 음양기혈陰陽氣血의 허쇠虛衰를 모두 포괄한다. 음허陰虛하면 양陽을 수렴하지 못하기 때문에 양陽이 외부로 부월浮越하면서 맥이 부浮해질 수 있다. 혈허血虛하면 내수內守하지 못하여 기氣가 기댈 곳을 잃기 때문에 기氣가 외부로 부월浮越하면서 맥이 부浮해질 수 있다. 양허陽虛하면 음한陰寒이 내성內盛하기 때문에 양陽을 외부로 격거格拒하면서 맥이 부浮해질 수 있다. 기허氣虛하면 제자리를 지키지 못하기 때문에 외부로 유탕游蕩하면서 맥이 부浮해질 수 있다. 이것이 바로 《사진결미四診抉微》에서 "내허증內虛證은 모두 부맥浮脈을 겸한다."라고 한 것이다.

병을 오래 앓아 맥이 부浮한 것은, 점차적으로 부浮해지는 것과 갑자기 부浮해지는 두 종류가 있다. 점차적으로 맥이 부浮해지는 것은, 정기正氣가 점차 회복되면서 맥이 부浮해지거나, 혹은 정기正氣가 조금씩 소모되고 진기眞氣가 점차 외부로 부월浮越하면서 맥이 부浮해지는 것이다. 갑자기 맥이 부浮해지는 것은, 정기正氣가 폭탈暴脫하고 진기眞氣가 돌연 외부로 탈월脫越하기 때문에 음양이 분리되면서 맥이 갑자기 부浮해지는 것으로, 대부분 회광반조回光返照의 징후에 속한다. 《상한론傷寒論》 315조에 "탕약을 복용하고 맥이 폭출暴出하는 사람은 죽는다."라고 한 것이 바로 이러한 예이다.

상술한 내용으로 부맥浮脈은 사기邪氣가 표表에 있다는 것과, 리열裏熱이 외부로 음일淫溢하는 것을 나타내고, 또한 리허裏虛도 나타낸다는 것을 알 수 있다.

강설

● 맥위脈位를 나타내는 부중침浮中沈의 개념 때문에 맥부脈浮와 부맥浮脈의 차이가 생깁니다. 침맥沈脈에서도 마찬가지지요. 의안을 읽을 때나 진료기록부에 맥상을 적을 때 이 차이를 구별하기만 하면 됩니다. 맥위脈位로서의 부浮는 대소나 지삭遲數과 상관이 없습니다. 부취浮取 시 맥상이 느껴

지면 되는 것이지요. 다만 여기서도 주의할 것이 있습니다. 특정 맥상이 느껴진다는 것이지, 모든 박동감을 다 말하는 것이 아닙니다. '총론 2장 9절'에서 언급했던 것처럼 맥체와 박동폭을 구별하여야 합니다. 기본맥으로서 부맥浮脈은 부취浮取 시 맥의 주체와 전모를 모두 파악할 수 있어야 합니다. 특정 맥상이라고 칭할 때는 맥의 본질을 반드시 반영하고 있어야 합니다. 때문에 맥체가 확장되었다는 특성을 갖고 있어야 한다는 것입니다. 이것이 박동폭과 차별이 되는 지점입니다. 또한 다른 기본맥이 가지고 있는 특이사항이 포함되어서는 안 됩니다. 다른 기본맥이 가지고 있는 특이사항이 포함될 경우 부맥류浮脈類라고 할 수는 있지만, 기본맥으로서 부맥浮脈이라고 할 수는 없게 됩니다.

● 부맥浮脈은 부취浮取 시 유여有餘하고 침취沈取 시 부족不足하긴 하지만, 부취浮取와 침취沈取 시의 맥력脈力 차이가 두드러지면 안 됩니다. 부취浮取 시에 비해 침취沈取 시의 맥력이 살짝 약하다는 느낌만 들어야 하는 것이지요. '총론 2장 9절'에서 박동폭의 대소로 홍맥洪脈과 삽맥澁脈이 나뉘고, 맥체의 굵기로 대맥大脈과 세맥細脈이 나뉜다고 하였습니다. 이것들은 부맥浮脈의 특성을 나타내는 것이 아니라 다른 기본맥을 정의하는 특징이 됩니다. 때문에 이러한 것으로 부맥浮脈을 정의할 수는 없습니다. 맥체의 대소도 부맥浮脈의 조건이 아니라고 한다면, 앞서 부침浮沈이 형성되는 이유가 맥관 자체의 확장과 수축이라고 하였는데, 이에 위배되는 것이 아니냐는 의문이 들 수 있습니다. 부맥浮脈은 맥관 자체가 부위浮位에 있는 것으로 맥관이 확장된 결과 나타나는 부맥류浮脈類 중 부맥浮脈만의 독자적인 속성을 가진 맥이라는 것입니다. 만약 이러한 독자적인 부맥浮脈의 특성에 다른 맥상의 속성이 반영된다면 겸맥兼脈이나 변맥變脈이 되는 것이지요.

● 부맥浮脈이 형성되는 이유를 이사무李士懋 선생은 기혈이 외부로 유행游行한다고 표현했습니다. 기혈이 맥관에서 분리되어 여행을 간다는 것이

아니고 기혈의 고탕鼓蕩과 충영充盈이 어떤 이유에 의해 증가하여 맥관 자체가 확장되었다는 말입니다. 폐肺의 본맥本脈은 부삽단浮澁短이고, 심心의 본맥本脈은 부대산浮大散입니다. 여기서 부浮는 날씨가 더워 맥관이 확장된 것을 의미합니다. 그러므로 한여름에는 확장이 심할수록 '부맥浮脈 〈 홍맥洪脈 〈 산맥散脈'에까지 이르게 되는 것이고, 가을에는 부대산浮大散하던 맥관이 수렴되면서 삽단澁短한 느낌이 서서히 나타나기 시작한다는 말입니다. 이것은 인체에 대한 기온의 영향을 반영한 것으로 정상적인 맥관의 운동이라고 할 수 있습니다. 물론 이것이 생리적 단계를 넘어 병태생리적이거나 병리적 단계로 넘어가면 조절할 필요가 있겠지요.

● 병맥病脈으로서 부맥浮脈은 맥관이 확장될 수 있는 모든 요인을 포괄합니다. 여기에는 실증實證뿐 아니라 허증虛證도 마찬가지입니다. 체내에서 허실을 막론하고 기혈의 작용이 활발해지면 맥관은 확장되거나 빨라집니다. 때문에 맥관이 확장된 부맥浮脈이 나타날 수 있습니다. 다만 침후沈候의 유력과 무력은 허실에 따라 차이가 발생하는 것이지요. 특히 기혈음양이 허虛할 때 공히 맥을 부浮하게 할 수 있다는 점에 주목해야 합니다. 비록 기혈음양의 허증 시 각각 맥이 부浮해지는 이유에 대해서 나누어 설명하고 있지만, 그 본질은 인체의 허를 회복시키기 위한 자구책입니다. 이 말은 자구할 힘도 없게 되면 맥관이 확장되거나 빨라질 수조차 없게 된다는 것이지요. 따라서 정상상태에서 부족을 채우기 위한 대사항진과 이 단계를 넘어선 순간의 대사저하, 그리고 결국 회광반조回光返照에 의한 진장맥眞臟脈의 단계별 변화를 숙지하고 있어야 하는 것이지요.

제2장 침맥(沈脈)

1. 맥상(脈象)

침맥沈脈도 부맥浮脈과 마찬가지로 두 가지 의미를 포함한다. 하나는 부위部位의 개념이다. 맥관脈管의 대소, 맥률脈率의 지삭遲數, 맥력脈力의 유력有力·무력無力과 관계없이 근골까지 중안重按해야 느낄 수 있는 맥을 모두 '침沈'하다고 한다. 또 하나는 침맥沈脈을 가리킨다. 이것은 엄격한 특징을 가진 독립된 맥이다. 이 둘을 구분하기 위해 전자를 "맥침脈沈"이라 하고, 후자를 "침맥沈脈"이라 부른다.

정상 침맥沈脈은 가볍게 손을 댔을 때는 맥력脈力이 부족不足하고, 누르면 맥력脈力이 좀 더 유여有餘해진다. 마치 솜으로 모래를 싸고 있는 듯이 내강외유內剛外柔하다. 침맥沈脈은 침위沈位에 있고, 근골까지 중안重按해야 느낄 수 있다는 특징 이외에 "연軟, 활滑, 균勻"의 특징을 반드시 가지고 있어야만 한다. 연軟과 균勻은 맥이 침沈한 가운데 서완徐緩한 느낌이 있으며, 왕래가 고른 것으로 위기胃氣가 있다는 표현이다. 침활沈滑에서 침沈은 음陰이고 활滑은 양陽으로, 양陽이 물속에 잠겨 있는 형상이다. 이는 겨울과 신腎의 평맥平脈이다.

2. 맥리(脈理)와 주병(主病)

침맥沈脈은 매우 중요한 맥이다. 맥은 침沈에서 나타나는 상태가 기준이기 때문이다. 맥은 허실虛實을 대강으로 삼는다. 허실虛實의 구분은 침후沈候의 유력有力과 무력無力에 달려 있다. 그러므로 침맥沈脈은 매우 중요하다.

맥이 왜 침沈한가? 기혈氣血이 외달外達하여 혈맥血脈을 고탕鼓蕩·충영充盈하지 못하기 때문에 맥이 침沈해진다. 기혈氣血이 왜 외달外達하지 못하는가? 두 가지 원인이 있다. 하나는 정기正氣가 허쇠虛衰하여 기혈氣血이 외달外達할 힘이 없기 때문에 맥이 침沈해진다. 다른 하나는 사기邪氣가 기혈氣血이 외달外達하는 길을 막아 기혈이 퍼지지 못하면 맥이 침沈해질 수 있다.

(1) 정기(正氣)가 허쇠(虛衰)면 맥이 침(沈)해질 수 있다

정기正氣의 허쇠虛衰로 맥이 침沈한 것은 양허陽虛, 기허氣虛, 혈허血虛, 음허陰虛의 경우에 볼 수 있다. 양陽은 동動을 주관하여 전신의 기능을 추동推動하고 격발激發한다. 양陽이 허虛하면 기혈氣血의 순행을 추동推動하고 격발激發할 힘이 없기 때문에, 맥이 침沈해질 수 있다. 기氣는 혈맥血脈을 고탕鼓蕩하는 풀무와 같다. 기氣가 허虛하면 혈맥血脈을 고탕鼓蕩할 힘이 없기 때문에, 맥이 침沈해질 수 있다. 혈血이 허虛하면 혈맥血脈을 충영充盈할 힘이 없기 때문에, 맥이 침沈해질 수 있다. 또 혈허血虛는 항상 기허氣虛를 겸한다. 기혈氣血이 모두 부족하면 혈맥血脈을 충영充盈·고탕鼓蕩하지 못하기 때문에, 맥이 침沈해질 수 있다. 음陰이 허虛하면 혈맥血脈을 충영充盈하지 못하기 때문에, 맥이 침沈해질 수 있다. 정기正氣가 허虛하여 맥이 침沈한 경우에는 당연히 침취沈取했을 때 무력無力하다.

임상에서 침沈하면서 무력無力한 맥상脈象을 만났을 때, 병의 성질은 의심할 것도 없이 허증虛證에 속한다. 다만 궁극적으로 이것이 양허陽虛인지 기허氣虛인지, 혈허血虛인지 음허陰虛인지를 판단해야 한다. 이것은 침맥沈脈과 함께 나타난 겸맥兼脈 및 망문문望聞問의 3진三診을 결합하여 종합적으로 분석·판단해야 한다. 양허陽虛는 맥이 침지무력沈遲無力하며 외한畏寒, 사지궐랭, 설담태활舌淡苔滑 등의 한상寒象을 동반한다. 기허氣虛는 맥이 침무력沈無力하며 기단氣短, 무기력 등의 허상虛象을 동반한다. 혈허血虛는 맥이 침세무력沈細無力하며 면색무화面色無華, 심계心悸, 설담눈舌淡嫩 등의 증상을 동반한다. 음허陰虛는 맥이 침세沈細하면서 삭數하며 허열虛熱, 설홍소태舌紅少苔 등의 증상을 동반한다.

앞서 부맥浮脈을 설명할 때 정기正氣가 허虛하면 맥이 부浮해질 수 있다고 하였는데, 여기에서 다시 정기正氣가 허虛하면 맥이 침沈해질 수 있다고 말하니, 서로 모순되지 않는가? 모순되는 것이 아니다. 정기正氣가 허虛하면, 맥이 침沈해질 수도 있고 부浮해질 수도 있다. 이는 정기正氣가 허虛한 정도와 방식에 달려 있다. 양陽이 허虛한 경우에 비록 허虛하긴 하더라도 그다지 심하지 않을 때에는 맥이 침沈하면서 무력無力할 수 있다. 만약 양허陽虛가 음양격거陰陽格拒를 초래했을 때에는 양기陽氣가 외탈外脫하기 때문에, 침沈하면서 무력無力하던 맥이 허대虛大, 홍삭洪數, 부산浮散 등으로 바뀔 수 있다. 만약 양허陽虛가 한층 더 가중되어 부월浮越할 힘조차 상실한다면, 부대浮大하던 맥이 침沈하면서 미세하여 끊어질 듯한 맥으로 바뀌거나 혹은 맥이 끊길 수 있다. 기氣가 허虛하긴 하지만 그다지 심하지 않을 때는 맥이 중안重按을 감당하지 못하거나 혹은 누르면 무력無力하다. 만약 기氣가 허虛하면서 적화賊火가 내치內熾하면, 기혈氣血은 적화賊火의 박격迫激으로 인해 밖으로 부월浮越하기 때문에, 홍대허삭洪大虛數한 맥이 나타날 수 있다. 기氣가 극도로 허虛할 때는 맥이 부산浮散해질 수도 있고, 침沈하면서 미세하여 끊어질 듯한 맥으로 바뀔 수도 있다. 혈血은 기氣의 모체이다. 그러므로 혈血이 허虛할 때는 항상 서로 다른 정도의 기허氣虛를 동반한다. 기혈氣血이 부족하면 혈맥血脈을 고탕鼓蕩할 힘이 없기 때문에, 맥이 침세무력沈細無力하다. 만약 혈血이 허虛해서 내수內守하지 못하면 기氣가 의지할 곳을 잃기 때문에, 기氣가 밖으로 부월浮越하면서 맥이 허대虛大해질 수 있다. 더욱이 혈血이 폭탈暴脫할 때는 기氣도 외월外越하여 허대虛大, 규芤, 혁革 등의 맥상脈象이 나타날 수 있다. 음陰이 허虛하나 양기陽氣가 아직 부월浮越하기 전이라면, 맥상脈象은 대부분 침세삭沈細數을 띤다. 만약 음허陰虛가 비교적 심하여 음陰이 양陽을 수렴하지 못하기 때문에 양陽이 부월浮越하면, 맥이 부대홍삭浮大洪數해질 수 있다. 혹 음陰은 하부에서 쇠갈衰竭하고 양陽은 상부로 부월浮越하면, 양왕음약陽旺陰弱한 맥이 나타날 수 있다. 따라서 똑같이 정기正氣가 허虛하더라도, 맥은 침沈할 수도 있고 부浮할 수도 있다. 이는 정허正虛의 정도와 방식에 달려 있다.

(2) 사기(邪氣)가 막으면 맥이 침(沈)해질 수 있다

안팎의 사기邪氣가 기혈氣血의 외달外達을 막으면, 맥이 침沈해질 수 있다. 이러한 사기邪氣에는 육음六淫, 칠정七情, 기혈담식氣血痰食 등이 포괄된다.

① 육음(六淫)이 밖에서 침입해도 맥이 침(沈)해질 수 있다

일반적으로 흔히 '부맥浮脈은 표증表證을 나타낸다. 표증表證은 맥이 부浮하다. 육음六淫이 밖에서 침입하면 맥은 모두 부浮해진다.'고들 한다. 그러나 오랫동안 임상을 하면서 세심하게 관찰해 보니, 표증表證의 초기初起에는 맥이 대부분 부浮하지 않고 도리어 침沈한 경우가 많다는 것을 발견하였다. 물론 정기正氣가 허虛한 상태에서 외감外感한 환자의 경우 맥이 부浮하지 않을 수 있다. 하지만 평소 건장하던 환자의 외감外感 초기初起 맥도 대부분 부浮하지 않았다. 그 원인을 연구해 보니, 사기邪氣가 폐울閉鬱하여 그런 것이었다.

음사陰邪가 기표肌表에 침입한 경우에 음사陰邪는 성질이 응읍凝泣하고 수인收引하기 때문에, 주리腠理가 폐울閉鬱되고 경맥經脈이 불창不暢하여 기혈氣血이 외달外達하지 못한다. 그러므로 맥이 부浮하지 않을 뿐 아니라 도리어 침沈해질 수 있다. 《사진결미四診抉微》에서 "표한表寒이 심한 경우는 양기陽氣가 외달外達할 수 없기 때문에, 맥은 반드시 먼저 침긴沈緊하게 나타난다."라고 하였다. 또 "한寒이 주리腠理를 막아 영위營衛가 모두 울체鬱滯되었는데, 어떻게 맥이 침沈하지 않을 수 있겠는가?"라고 하였다.

신감온병新感溫病의 초기初起에는 사기邪氣가 폐위肺衛를 침범한다. 온사溫邪는 양사陽邪이고 양陽은 동動을 주관하며 또한 밖에서 위분衛分에 침입한 것이니, 맥은 당연히 부浮해야 한다. 그러나 임상에서 보면 온병 초기의 맥도 대부분 부浮하지 않고 도리어 침沈한 경우가 많다는 것을 발견했다. 왜 온병 초기의 맥도 침沈한 경우가 많은가? 온사溫邪가 상부를 침입하면 먼저 폐肺를 침범하기 때문에 폐기肺氣가 불울怫鬱되어 기기氣機가 펼쳐지지 못한다. 온사溫邪가 폐

肺에 온조蘊阻하면서 열熱이 나고, 위양衛陽이 퍼지지 못하면서 오한惡寒이 나며, 기혈氣血이 외달外達하지 못하면서 맥이 침沈해진다. 그러므로 비록 온병 초기라 하더라도 맥이 침沈해질 수 있는 것은 이치상으로도 그러하다. 이를 통해 침맥沈脈도 표증表證을 나타낼 수 있음을 알 수 있다.

당연히 표증表證에 부맥浮脈이 나타나지 않는 것은 결코 아니다. 외사外邪가 열熱로 변하여 열熱이 울체鬱滯되다가 퍼질 때, 기혈氣血을 고탕鼓蕩하여 외달外達시키므로 맥이 부浮해질 수 있다. 만약 열세熱勢가 더욱더 항성亢盛하면 기혈氣血이 열熱의 핍박을 받아 외용外涌하기 때문에, 맥이 부浮해질 뿐 아니라 홍삭洪數의 형상도 띨 수 있다. 이때는 태양太陽에서 양명陽明으로 이미 들어간 것이거나, 위분衛分에서 기분氣分으로 들어간 것이다.

부맥浮脈이 표증表證을 나타낸다는 것은 만고불변의 정론이 된 듯하다. 때문에 맥부脈浮의 여부가 표증表證의 유무를 판단하는 주요 근거가 되어버렸다. 그러나 상술한 논증을 통해 표증表證 초기初起에 맥이 부浮하지 않을 수도 있음을 알 수 있다. 그렇다면 표증表證은 무엇으로 판단하는가? 표증表證의 유무를 판단하는 주요 지표는 당연히 "오풍한惡風寒"이다. 조금이라도 오한惡寒이 있다면, 표증表證이 있는 것이다. 《상한론傷寒論》 3조에서 "태양병太陽病은 발열을 했거나 발열을 아직 하지 않았거나 상관없이 반드시 오한惡寒한다." 라고 하였다. 당연히 열울熱鬱과 양허陽虛에도 오한惡寒이 있을 수 있다. 그러나 표증表證의 오풍한惡風寒과는 구별이 된다. 표증表證의 오풍한惡風寒은 다음의 몇 가지 특징을 갖춰야만 한다. 첫째, 발병 초기에 바로 오풍한惡風寒이 있다. 둘째, 오한惡寒과 발열이 함께 나타난다. 셋째, 표증表證이 풀리지 않으면 오풍한惡風寒이 없어지지 않는다. 넷째, 발열과 오풍한惡風寒하는 동시에 두신통頭身痛, 비색鼻塞, 해수咳嗽 등의 증상을 동반한다. 상술한 특징에 부합하는 오풍한惡風寒이 있다면 표증表證이 존재하는 것이고, 이러한 특징이 없는 오풍한惡風寒은 표증表證이 없는 것이다. 따라서 표증表證의 존재 여부는 맥의 부침浮沈을 근거로 판단하지 않는다.

② 정지(情志)가 불역(怫逆)해도 맥이 침(沈)해질 수 있다

정지情志가 거슬려 기기氣機를 어지럽히면 기혈氣血이 창달暢達하지 못하기 때문에, 맥이 침沈해질 수 있다. 침맥沈脈 중에 실實, 현弦, 세細, 삽澁, 지遲, 결結 등의 맥을 겸할 수 있다. 이처럼 서로 다른 맥상脈象이 출현하더라도 병기病機는 서로 동일하다. 모두 기울氣鬱로 인해 기혈氣血이 창달暢達하지 못하기 때문이다. 울체鬱滯의 정도가 다르고 정기正氣의 성쇠에 차이가 있으므로 침맥沈脈 중에 현弦, 세細, 삽澁, 지遲 등의 겸맥兼脈이 나타날 수 있다.

③ 담음(痰飮), 습탁(濕濁), 어혈(瘀血), 식체(食滯), 수축(水蓄), 적취(積聚), 부실(腑實), 화울(火鬱) 등으로 맥이 침(沈)해질 수 있다

여러 종류의 유형有形적 사기邪氣도 모두 기기氣機를 막을 수 있기 때문에, 기혈氣血이 불창不暢하여 맥도脈道가 불리不利해지면서 맥이 침沈해질 수 있다. 막고 있는 사기邪氣가 다르고, 막힌 정도가 서로 다르므로 침맥沈脈에 활滑, 현弦, 세細, 연軟, 삽澁, 실實, 결結, 조躁를 겸할 수 있으며, 심지어 맥이 복伏하거나 궐厥해질 수도 있다. 모두 사기邪氣가 실實한 증證에 속하므로 침취沈取했을 때 유력有力하다.

강설

● 침맥沈脈도 부맥浮脈과 마찬가지로 맥위脈位로서의 침맥류沈脈類와 독자적인 특성을 가진 침맥沈脈이 있습니다. 침맥沈脈이 누르면 유여有餘하다는 것은 부위浮位에 비해서 살짝 더 맥력脈力이 강하게 느껴진다는 것이지, 실맥實脈처럼 누를수록 심하게 강해지는 것을 말하는 것은 아닙니다. 또한 독자적인 침맥沈脈을 규정하는 가장 중요한 특성은 연軟, 활滑, 균勻의 속성을 반드시 가지고 있어야 한다는 것입니다. 즉 맥상이 인지부人地部에서 부드럽고 고르면서 충실하게 흘러가야 한다는 것입니다. 이때 반드시 연軟, 활滑, 균勻의 속성을 모두 가지고 있어야만 침맥沈脈이라고 할 수 있습

니다. 만약 연軟의 속성만 두드러지면 유맥濡脈(연맥軟脈)이 되는 것이고, 활滑의 속성이 두드러지면 활맥滑脈이 되는 것이며, 균匀의 속성이 두드러지면 완맥緩脈이 되어 독자적인 침맥沈脈의 범주를 벗어나게 되는 것입니다. 따라서 침맥沈脈을 계절맥 중 석맥石脈이라고 칭할 때도 이러한 연軟, 활滑, 균匀의 속성을 가지고 있는 석맥石脈을 말하는 것이지, 침위沈位에서 마치 딱딱한 돌을 만지듯이 느껴진다면 진장맥眞臟脈이 되는 것이지요.

● 맥이 침沈해지는 이유는 맥관이 수축하기 때문입니다. 이때도 맥체의 수축과 박동폭의 협소를 반드시 구별하여야 합니다. 이러한 수축도 부맥浮脈의 확장과 마찬가지로 동태적 변화 과정 중에 수축되고 있는 경향성을 나타내는 것입니다. 때문에 독자적인 침맥沈脈은 아니지만 부맥류浮脈類 중에서 수축하는 경향을 가지고 있는 경우에는 침맥류沈脈類의 겸맥兼脈과 변맥變脈임을 고려해야 합니다. 만약 맥관이 심하게 수축되어 있다면, 이는 세맥細脈이나 복맥伏脈의 독자성이 드러나게 되는 것이지요. 맥관이 수축하는 이유는 대부분의 맥상에서와 마찬가지로 맥관을 고탕鼓蕩·충영充盈할 기혈이 허虛하기 때문이거나, 이러한 기혈의 고탕鼓蕩·충영充盈을 저애하는 사실邪實 때문입니다. 정허正虛와 사실邪實에 맥관이 확장되어 부浮해질 수도 있고, 수축되어 침沈해질 수도 있습니다. 이러한 기혈음양의 허실에 따른 맥관의 변화에 대하여 이사무李士懋 선생의 설명이 상세하니, 반드시 숙지하고 있어야 합니다.

제3장 지맥(遲脈)

1. 맥상(脈象)

지맥遲脈은 모두들 맥이 뛰는 횟수, 즉 "한 번 호흡에 세 번 박동한다."는 것으로 설명한다. 그러나 맥동수로만 구분하면 해석하기 어려운 몇 가지 문제가 생긴다. 맥학서적에서는 모두 촌지寸遲, 관지關遲, 척지尺遲로 부위에 따라 지맥遲脈을 구분하였다. 만약 촌맥寸脈만 지遲하다면 촌맥寸脈은 한 번 호흡에 세 번 박동하는 것에 해당하고, 관맥關脈과 척맥尺脈은 지遲하지 않아 한 번 호흡에 다섯 번 뛰는 것에 해당하여 촌맥寸脈·관맥關脈·척맥尺脈의 맥률脈率이 일치하지 않게 된다. 또한 《금궤요략金匱要略·흉비심통단기편胸痺心痛短氣篇》에 "촌구맥寸口脈은 침沈하면서 지遲하고, 관상맥關上脈은 약간 긴삭緊數하다."는 구절이 있다. 촌맥寸脈이 지遲한 것은 한 번 호흡에 세 번 박동하는 것에 해당하고, 관삭關數은 한 번 호흡에 여섯 번 박동하는 것에 해당한다. 촌관척寸關尺은 본래 한 맥이 이어진 것으로 한 번 기氣가 동動하면 삼부三部의 맥률脈率은 당연히 같아야 한다. 촌관척寸關尺 각 부위에서 맥동수가 똑같지 않게 나타날 수 있는 정황은 불가능하다. 만약 계속해서 맥동수로 지삭遲數을 구분한다면 '예로부터 지맥遲脈을 부위로 나누어서 논한 것은 잘못된 것이며, 중경仲景이 말한 촌맥寸脈은 지遲하고 관맥關脈은 삭數하다는 말은 황당무계하다.'라는 결론을 얻을 뿐이다.

지삭맥遲數脈의 정의는 맥상脈象을 근거로 해야만 하지, 맥동수에 달려 있는 것은 아니라고 생각한다. 맥이 매번 박동할 때의 기락起落이 모두 느리면 맥이 뛰는 횟수가 3번, 4번, 5번이든 상관없이 모두 '지遲'라고 할 수 있다.

임상에 근거해 보면 사실상 동일한 맥이므로 세 부위의 맥동수는 일치하지만, 맥상脈象은 각기 서로 다를 수 있다. 맥상脈象으로 지遲를 논하게 되면 특정 부위만 지遲하다고 하는 것도 쉽게 해석할 수 있다. 때문에 지맥遲脈의 특징은 중점이 맥상脈象에 달려 있지, 맥동수에 달려 있지 않다.

지맥遲脈은 기락起落이 느린 것이고 삽맥澁脈은 기락起落이 어려운 것이라면, 양자를 어떻게 구분해야 하는가? 양자의 공통점은 기락起落이 모두 느리고 어렵다는 것이다. 차이점은 삽맥澁脈은 박동할 때의 진폭이 작지만, 지맥遲脈은 박동할 때의 진폭이 작지 않다는 것이다.

2. 맥리(脈理)와 주병(主病)

맥이 지遲한 것은 기혈氣血의 운행이 지체되어 맥의 기락起落이 모두 느리게 된 것이다. 기혈氣血의 운행을 지체시키는 원인은, 정기正氣가 허쇠虛衰하여 기혈氣血이 진작되지 못하거나 혹은 사기邪氣가 막아서 기혈氣血이 창달暢達되지 못하는 것이다.

⑴ 정기(正氣)가 허쇠(虛衰)하여 기혈(氣血)이 부진(不振)하면 맥이 지(遲)해질 수 있다

정기正氣의 허쇠虛衰는 음양기혈陰陽氣血의 허쇠虛衰를 포괄한다. 이들은 모두 기혈氣血을 부진不振하게 하여 운행이 잘 되지 못하기 때문에 맥이 지遲해질 수 있다.

① 양(陽)이 허(虛)하면 맥이 지(遲)해질 수 있다

양陽이 허虛하면 기혈氣血의 운행을 온후溫煦하고 추탕推蕩할 수 없다. 음한陰寒이 내성內盛하면 기혈氣血이 응읍凝泣하여 운행하지 못하게 한다. 그러므로 맥의 기락起落이 느려질 수 있다. 신양허腎陽虛, 비양허脾陽虛, 심양허心陽虛, 간

음허肝陰虛에 모두 맥이 지遲해질 수 있다. 이러한 지맥遲脈은 당연히 침취沈取했을 때 무력無力하다.

② 기(氣)가 허(虛)하면 맥이 지(遲)해질 수 있다

기氣가 허虛하면 혈맥血脈을 고동鼓動시키며 혈血을 이끌고 운행할 힘이 없어 맥의 기락起落이 느려질 수 있다. 이러한 지맥遲脈은 침취沈取했을 때 반드시 무력無力하다.

③ 혈(血)이 허(虛)하면 맥이 지(遲)해질 수 있다

혈血이 허虛하면 혈맥血脈을 충영充盈하지 못하여 맥도脈道가 마르고 운행이 삽체불리澁滯不利하게 된다. 그러므로 맥의 기락起落이 모두 느려질 수 있다. 《상한론傷寒論》 50조에서 "가령 척맥尺脈이 지遲하면 발한發汗시켜서는 안 된다. 왜 그러한가? 영기榮氣가 부족하여 혈血이 적기 때문이다."라고 한 것과 같다.

양허陽虛, 기허氣虛, 혈허血虛에 모두 맥이 지遲하면서 무력해질 수 있다. 그 감별점은 다음과 같다. 양허陽虛는 외한지랭畏寒肢冷·설체담반舌體淡胖 등의 증상을 동반한다. 기허氣虛는 기단氣短·무력증無力症을 동반하고 한상寒象이 두드러지지는 않는다. 혈허血虛는 면색무화面色無華·심계心悸·설담舌淡하고, 맥이 지무력遲無力하면서 세細를 겸한다.

④ 음(陰)이 허(虛)하면 맥이 지(遲)해질 수 있다

음허陰虛의 맥은 대부분 세삭細數하거나 허삭虛數하다. 지맥遲脈은 비록 적게 나타나지만 전혀 없는 것은 아니다. 가령 열사熱邪가 진액津液을 작상灼傷하여 혈血이 조탁稠濁하면서 운행이 느려지면, 맥이 지遲해질 수도 있다. 음陰이 허虛하여 맥이 지遲해지는 경우에는 설질舌質이 홍강紅絳하고 태苔가 적으며 음허양항陰虛陽亢의 열상熱象을 동반한다.

⑵ 사기(邪氣)가 막아 기혈(氣血)이 불창(不暢)하면 맥이 지(遲)해질 수 있다

육음외사六淫外邪, 칠정내상七情內傷, 기혈담식氣血痰食 등이 모두 혈맥을 조체阻滯하여 맥이 지遲하게 할 수 있다.

① 한사(寒邪)가 침입하면 맥이 지(遲)해질 수 있다

한寒은 음사陰邪이고 그 성질은 수인응읍收引凝泣한다. 그 때문에 기혈氣血이 창달暢達하지 못하면 맥이 지遲해질 수 있다. 《금궤요략金匱要略·경습갈편痙濕暍篇》에서 "태양병에 그 증證이 구비되고 신체가 뻣뻣하지만 맥은 도리어 침지沈遲하다."라고 하였다. 태양증太陽證이라면 맥이 본래 부浮해야 하는데 왜 도리어 침지沈遲한 것인가? 이는 풍한風寒의 사기邪氣가 혈맥血脈에 침입하여 기혈氣血이 창달暢達하지 못하기 때문에, 맥이 지遲하게 된 것이다.

② 열사(熱邪)가 옹알(壅遏)해도 맥이 지(遲)해질 수 있다

열熱이 내부에서 막고 있으면, 한편으로는 기기氣機를 막아 기혈氣血이 창달暢達하지 못하게 하기 때문에 맥이 지遲해질 수 있다. 다른 한편으로는 열사熱邪가 음액陰液을 모상耗傷시켜 혈액이 조탁稠濁해지면서 운행이 늦어지므로 맥이 지遲해질 수 있다. 열熱이 더욱 심하게 막을수록 맥은 더욱 지遲해질 수 있다. 《상한론傷寒論》 208조에서 "양명병陽明病에 맥이 지遲하고……대승기탕大承氣湯을 위주로 치료한다."라고 한 것과 같다. 대승기탕大承氣湯은 열결熱結을 공하攻下하는 매우 강한 처방인데도 의외로 맥은 지遲할 수 있다. 여기에서 지맥遲脈은 한寒이 아니라 열熱이 막아서 생긴 것임을 알 수 있다. 이러한 종류의 지맥遲脈은 눌렀을 때 반드시 유력有力하며 또한 조동躁動하여 안정되지 않는 느낌이 있다. 나아가 혀를 살펴보면 설질舌質이 반드시 암홍하고 태苔는 반드시 암황하며, 흉복작열胸腹灼熱 등의 내열內熱이 항성亢盛한 증상을 동반한다.

③ 기기(氣機)가 울체(鬱滯)되면 맥이 지(遲)해질 수 있다

칠정상七情傷으로 기기氣機가 울체되면 기혈氣血이 창달暢達하지 못하기 때문에 맥이 지遲해질 수 있다.

④ 담음(痰飮), 어혈(瘀血), 식적(食積)이 기기(氣機)를 막아 기혈(氣血)이 창달(暢達)하지 못해도 맥이 지(遲)해질 수 있다

정기正氣가 허虛하면서 맥이 지遲한 경우는 침취沈取했을 때 무력無力하고, 사기邪氣가 막아서 지遲한 경우는 침취沈取했을 때 유력有力하다.

강설

● 이사무 선생의 《맥학심오》에서는 지삭맥遲數脈의 정의에 대하여 새로운 견해를 제시하고 있습니다. 즉, 기존의 지삭맥遲數脈은 맥동수를 기준으로 호흡당 3회밖에 못 뛰면 지맥遲脈으로, 6회 이상 뛰면 삭맥數脈으로 정의하여 왔습니다. 그런데 이러한 정의에는 다음의 두 가지 문제가 발생합니다. 하나는 좌우 촌관척의 모든 맥동수는 동일하다는 것입니다. 만약 총간맥總看脈을 볼 때는 상관없지만 육부맥六部脈을 볼 때는 굳이 좌우 촌관척으로 나누어 지삭맥遲數脈을 언급할 필요가 없다는 것이지요. 더구나 《금궤요략金匱要略》에서 보듯이 좌우 촌관척의 지삭遲數이 다른 경우를 어떻게 해석해야 할지 난감해지기도 합니다. 또 다른 문제는 맥동수로 지삭맥遲數脈을 잴 때 호흡의 기준이 의사가 아니라 환자 자체라는 것입니다. 만약 맥동수가 빨라도 호흡 자체가 빠르다면 이를 삭맥數脈이라 해야 할지, 지맥遲脈이라 해야 할지 난감해지는 경우가 발생한다는 것이지요. 그렇다고 환자를 기준으로 하는 맥진에서 의사 자신의 호흡수에 맞추어 환자 맥의 지삭遲數을 구분하는 것은 말도 안 되는 이야기구요. 이는 호흡보사呼吸補瀉의 호흡 기준을 환자가 아닌 의사 자신의 호흡에 맞추어 보사補瀉를 한다는 것과 동일한 이야기가 되기 때문입니다.

● 이사무 선생은 지삭맥遲數脈의 기준이 맥동수가 아닌 맥상脈象 자체에 있다고 제시하였습니다. 이는 맥동脈動이 일어날 때 기락起落의 맥상이 느린 느낌이면 지맥遲脈이고, 빠른 느낌이면 삭맥數脈이라는 것이지요. 이러한 맥상을 기준으로 하는 지삭遲數은 좌우 촌관척에 따라 각기 다를 수 있습니다. 때문에 육부맥진六部脈診에서 지삭遲數을 논할 때는 기락起落의 느리고 빠름을 기준으로 하고, 총간맥總看脈에서 지삭遲數을 논할 때는 맥상은 물론 맥동수도 고려한다고 보면 될 것 같습니다. 맥동수 자체도 무시할 수 없는 정보를 충분히 담고 있기 때문입니다.

● 간혹 지삭맥遲數脈을 혈류 속도의 느리고 빠름으로 오해하기도 하는데 혈류 속도를 손으로 잴 수는 없지요. 생리학에서는 좌심실에서 떠난 혈액이 우심방까지 되돌아오는 시간이 1분도 안된다고 하지요.* 손으로는 혈류속도를 절대로 파악할 수 없습니다. 여기서 느리고 빠르다는 것은 맥이 박동할 때 나타나는 기락起落의 속도를 말하는 것입니다. 이때 기락起落의 속도는 지삭맥遲數脈의 기준이 되고, 기락起落의 폭은 홍삽맥洪澁脈의 기준이 되는 것이지요. 맥이 지遲해지는 경우의 수에 대하여 허실虛實의 측면에서 이해하기 쉽고 상세히 서술되어 있으니, 참고하시기 바랍니다.

---

* 어떤 책에는 50초, 심지어 25초라고 쓰여 있는 책도 있다. 거의 KTX에 육박하는 속도라 할 수 있다.

제4장 삭맥(數脈)

1. 맥상(脈象)

한 번 호흡에 여섯 번 뛰는 것이 삭맥數脈이라는 것은 맥동수脈動數로 삭맥數脈을 논한 것이다. 나는 삭맥數脈의 중점이 맥상脈象에 달려 있지 맥동수에 달려 있는 것이 아니라고 생각한다. 맥의 기락起落이 모두 빠르다면, 이것이 삭맥數脈이다. 맥동수에 있어서는 한 번 호흡에 여섯 번 뛸 수도 있고, 한 번 호흡에 다섯 번이나 일곱 번 뛸 수도 있다. 《내경內經》에서는 삭맥數脈의 맥상을 "맥류脈流가 박질薄疾하다."라고 하였다. 박薄은 박迫(급함)이고, 질疾은 신迅(빠름)이다. 맥의 기락起落이 빠르고 급박한 것이 삭맥數脈이다. 《내경》에서도 분명하게 맥의 형상으로 삭맥數脈을 논하였지 맥동수로 논하지 않았다. 《맥경脈經》에서도 "삭맥數脈은 거래去來(기락起落)가 촉급하다."라고 하였다. 여기에서도 "맥상脈象"으로 삭맥數脈을 논하였지 맥동수로 삭맥數脈을 논하지는 않았다. 만약 맥이 한 번 호흡에 여섯 번 뛰기는 하지만 기락起落에 모두 질박疾迫한 느낌이 없으면 삭맥數脈으로 논할 수 없다. 따라서 삭맥數脈은 맥상脈象이 더욱 중요한 것이다. 그게 아니라면 역대 맥학서적에서 모두 촌관척寸關尺으로 부위를 나누어 삭맥數脈을 논한 것을 어떻게 해석할 수 있겠는가? "촌구맥寸口脈은 침沈하면서 지遲하고, 관상맥關上脈은 약간 긴삭緊數하다."라고 한 것을 또 어떻게 해석할 것인가?

2. 맥리(脈理)와 주병(主病)

아이들은 치양稚陽의 체질이므로 맥이 삭數한 것은 정상이다. 병맥病脈의 삭數은 양열陽熱의 항성亢盛과 정허正虛의 두 가지 원인으로 형성된다.

⑴ 열(熱)이 항성(亢盛)하면 맥이 삭(數)해질 수 있다

양열陽熱이 항성亢盛하면서 맥이 삭數한 것은 육기화화六氣化火, 오지화화五志化火와 담음痰飮, 습탁濕濁, 어혈瘀血, 식적食積 등이 온구蘊久하면서 화火로 변하여 양열陽熱이 항성亢盛해진 경우에 나타날 수 있다. 열성熱盛하면 기혈氣血을 박격搏擊하여 기혈氣血의 운행이 빨라지기 때문에, 맥의 기락起落이 급박해지면서 맥이 삭數해질 수 있다.

양열陽熱의 항성亢盛을 유발하는 원인이 다르므로 삭數의 겸맥兼脈도 동일하지 않다. 기울화화氣鬱化火한 경우는 맥이 대부분 침삭沈數하거나 침현沈弦하면서 조삭躁數해질 수 있다. 외감육음外感六淫이 열熱로 변한 경우는 맥이 대부분 홍삭洪數하거나 침실沈實하면서 삭數해질 수 있다. 담痰과 식食이 온구蘊久하여 열熱로 변한 경우는 맥이 대부분 활삭滑數해질 수 있다. 습사濕邪가 쌓였다가 열熱로 변한 경우는 맥이 대부분 유삭濡數해질 수 있다. 물론 겸맥兼脈이 동일하지 않은 것 외에, 기타 증상과 체징體徵에서도 각각 특이점을 가지고 있으니, 서로 참조해서 감별해야 한다. 이러한 종류의 삭맥數脈은 모두 실열實熱에 속하기 때문에 삭數하면서 유력有力하다. 치료는 양설凉泄을 위주로 해야 한다.

⑵ 정기(正氣)가 허(虛)해도 맥이 삭(數)해질 수 있다

정허正虛는 음양기혈陰陽氣血의 허쇠虛衰를 포괄하며 모두 맥이 삭數해질 수 있다.

① 음(陰)이 허(虛)하면 맥이 삭(數)해질 수 있다

음陰이 허虛하여 양陽을 제어하지 못하면 양陽이 상대적으로 항성亢盛해져서 기혈氣血을 고탕鼓蕩하기 때문에, 맥의 기락起落이 빨라지면서 맥이 삭數해질 수 있다. 이러한 삭맥數脈은 대부분 세삭細數하다. 만약 음허陰虛로 내수內守하지 못하여 양기陽氣가 부월浮越하는 경우에는 맥이 부삭浮數하면서 대大해질 수 있다. 그러나 중안重按하면 무력無力해진다.

② 양허(陽虛), 기허(氣虛), 혈허(血虛)해도 맥이 삭(數)해질 수 있다

정기正氣의 허쇠虛衰로 인해 기혈氣血이 장황張皇하여 자구책으로 힘껏 고박鼓搏하면 맥의 기락起落이 급박해질 수 있다. 이때에는 허虛할수록 더욱 삭數해지고, 삭數할수록 더욱 허虛한 것이다. 이러한 삭맥數脈은 침세沈細하면서 삭數하거나, 혹 부대浮大하면서 삭數해질 수 있다. 그러나 모두 눌렀을 때 반드시 무력無力하다. 치료는 온보溫補해야 한다.

강설

● 삭맥數脈도 지맥遲脈에서와 마찬가지로 총간맥總看脈에 해당하는 맥동수의 빠름과 육부맥六部脈에 해당하는 기락起落의 빠름 두 가지가 있습니다. 제맥諸脈의 체상體狀을 구분할 때 기준이 되는 것은 맥의 확장과 수축으로 부침맥浮沈脈이 정해지고, 기락起落의 느림과 빠름으로 지삭맥遲數脈이 정해집니다. 나머지 몇 가지 맥상적 특이성을 반영한 맥을 빼고는 다 이 부침지삭浮沈遲數에 배속할 수 있는 것이지요. 이러한 부침지삭류浮沈遲數類의 배속은 '총론 2장 7절'에서 소개해 드린 '10단계 시스템 맥진법'과는 차이가 있습니다. '10단계 시스템 맥진법'은 말 그대로 피부에서부터 뼈까지 맥을 눌러가면서 확인해야 하는 10가지 단계를 말한 것이고, 지금 말한 부침지삭류浮沈遲數類는 27맥상의 경향을 모아놓은 것입니다. 여기서 주의할 것은 이러한 분류는 진맥을 용이하게 하기 위한 방편의 하나이지, 어떤 절대적인 것은 아니라는 것입니다. 제 기준에서 편한 방식으로 모두 나누어놓은 것이기 때문에 추후에 맥진에 익숙해지면 자기 취향대로 재정리해도 상관없는 부분들입니다. 다만 저는 이런 분류가 편해서 이렇게 하

고 있을 뿐이니, 참고만 하시기 바랍니다.

● 이를 도식화하면 다음과 같습니다.

먼저 '10단계 시스템 맥진법'은 다음과 같습니다.

① 천부天部인 맥관벽에 닿는 순간 깊이로 부맥浮脈(대맥大脈까지도 확장해서 볼 수 있음)인지,

② 침맥沈脈(세맥細脈·복맥伏脈)인지를 확인하고,

③ 맥관벽 긴장도로 현맥弦脈(긴맥緊脈·장맥長脈·단맥短脈·규맥芤脈·혁맥革脈)을 확인하며,

④ 맥의 기락起落 폭으로 홍맥洪脈(산맥散脈)인지,

⑤ 삽맥澁脈(미맥微脈)인지를 확인하고,

⑥ 맥의 기락起落 속도에서 삭맥數脈(촉맥促脈)인지,

⑦ 지맥遲脈(결맥結脈)인지를 확인하며,

⑧ 인지부人地部의 충실도로 활맥滑脈(유맥濡脈·완맥緩脈·동맥動脈·대맥代脈)을 확인하고,

⑨ 인지부人地部의 맥력으로 허맥虛脈(약맥弱脈)인지,

⑩ 실맥實脈(뇌맥牢脈)인지를 확인한 후,

지부地部를 지나 맥관이 끊어지는 것을 말합니다.

● 이를 부침지삭류浮沈遲數類로 재정리하면 다음과 같이 나누어볼 수 있습니다.

① 부맥류浮脈類: 대맥大脈, 홍맥洪脈(삽맥澁脈*), 규맥芤脈, 혁맥革脈, 미맥微脈, 산맥散脈

② 침맥류沈脈類: 세맥細脈, 실맥實脈(허맥虛脈*), 복맥伏脈, 뇌맥牢脈, 약맥弱脈

③ 지맥류遲脈類: 결맥結脈

④ 삭맥류數脈類: 촉맥促脈, 활맥滑脈, 동맥動脈

⑤ 기타류: 완맥緩脈, 유맥濡脈, 장맥長脈, 단맥短脈, 현맥弦脈, 긴맥緊脈, 대맥代脈

● 《맥학심오》의 27맥에는 대맥大脈이 없습니다. 그러나 대소맥으로 대맥大脈과 세맥細脈이 자주 비교되기 때문에 남겨두었으니, 참고하시기 바랍니다.

● *표시는 비교해서 보라는 것입니다. 삽맥澁脈은 부맥류浮脈類가 아니지만 항상 홍맥洪脈과 비교해서 보고, 허맥虛脈은 실맥實脈과 비교해서 보라는 의미에서 별도 표시를 하였습니다. 이러한 것은 언제든지 분류상에서 나름의 기준에 따라 변동이 가능한 부분입니다. 구체적인 진맥방법에 대해서는 '보론 1장'에 자세히 서술해 놓았으니 참고하시기 바랍니다.

제5장 활맥(滑脈)

1. 맥상(脈象)

활맥滑脈의 느낌은 왕래가 막힘없이 잘 통하여 마치 꿰어진 구슬이 굴러가듯 앞서거니 뒤서거니 한다. 《맥경脈經》에서 "왕래가 앞서거니 뒤서거니 하며, 막힘없이 잘 통해 줄줄이 흐르는 것이 삭맥數脈과 비슷하다."라고 하였다.

2. 상류맥(相類脈)

활맥滑脈과 삭맥數脈은 모두 왕래가 막힘없이 잘 통한다. 다만 활맥滑脈의 주요 특징은 왕래가 앞서거니 뒤서거니 하는 것이다. 전前은 전진이고, 각卻은 후퇴다. 구슬이 구르듯이 앞서다가도 다시 뒤선다. 삭맥數脈의 주요 특징은 기락起落이 급박한 것으로 구슬이 구르는 것 같은 느낌이 두드러지지는 않는다.

3. 맥리(脈理)와 주병(主病)

(1) 상맥(常脈)

① 활맥(滑脈)

보통 사람에게 나타나는 활맥滑脈은 기혈氣血이 왕성한 것이다.

② 평맥(平脈)

신腎의 평맥平脈은 침沈하면서 연활軟滑하다. 신腎은 정精을 저장하기 때문에 오장육부의 정精이 모두 신腎에 모여 저장된다. 정精과 혈血은 근원이 같다. 신腎의 정혈精血이 충성充盛하면 맥이 활滑해질 수 있다. 신맥腎脈이 침沈한 것은 봉장封藏하는 형상이다. 활맥滑脈은 양陽으로 수중水中에 화火가 잠겨 있는 것이다. 그러므로 신맥腎脈은 침沈하면서 연활軟滑한 것이 평맥平脈이 된다.

③ 임신부

임신부는 혈血을 모아 양태養胎한다. 그러므로 혈血이 충성充盛하면서 맥이 활滑해질 수 있다.

(2) 병맥(病脈)

① 사기(邪氣)가 막으면 맥이 활(滑)해질 수 있다

활맥滑脈은 사기邪氣가 성盛한 유여有餘의 맥이다. 사기邪氣가 막고 있어서 기혈氣血이 운행하려다가, 막고 있는 사기邪氣와 부딪히면 기혈氣血을 격양하기 때문에 맥이 활滑해질 수 있다. 마치 강에 돌이 있으면 물이 흘러 지나갈 적에 돌과 부딪쳐 물보라가 일어나는 것과 같다. 그러므로 《금궤요략金匱要略·수기병편水氣病篇》에서 "활맥滑脈은 실증實證이다."라고 하였다.

활맥滑脈을 야기시킬 수 있는 사기邪氣는 대단히 광범위하다. 열성熱盛과 수축水蓄, 혈결血結, 기옹氣壅, 담음痰飮, 식적食積 등이 모두 활맥滑脈을 야기할 수 있다. 가령 《상한론傷寒論》 350조에서 "상한에 맥이 활滑하면서 궐랭厥冷한 것은 리裏에 열熱이 있는 것이다. 백호탕白虎湯을 위주로 치료한다."라고 하였다. 이는 열熱이 치성熾盛해도 활滑해질 수 있음을 말한 것이다. 《상한론》 256조에서는 "맥이 활滑하면서 삭數한 것은 숙식宿食이 있는 것이다."라고 하였다. 이는 숙식宿食이 있어도 맥이 활滑해질 수 있음을 말한 것이다. 《금궤요략金匱要略·수기병편水氣病篇》에서 "침맥沈脈과 활맥滑脈이 같이 나타나는 것은 어혈瘀血이 포중胞中에 결취結聚한 것이다."라고 하였다. 이는 어혈瘀血이 결취結聚해도 맥이 활滑해질 수 있음을 말할 것이다. 《금궤요략·장부경락선후편臟腑經絡先後篇》에서는 "활滑한 것은 기병氣病이다."라고 하였다. 이는 기氣가 옹체壅滯되어도 맥이 활滑해질 수 있음을 말한 것이다. 《상한론》 138조에서 "소결흉小結胸은 병이 심하心下에 있다. 누르면 아프다. 맥이 부활浮滑한 경우에는 소함흉탕小陷胸湯을 위주로 치료한다."라고 하였다. 이는 담열痰熱에도 맥이 활滑해질 수 있음을 말한 것이다. 이상은 모두 사기邪氣가 실實해서 맥이 활滑해진 것들이다.

어떤 사람이 "사기邪氣가 막고 있는데, 맥이 어째서 침沈, 지遲, 세細, 삽澁, 결結하지 않고 도리어 활滑하는 것인가?"라고 물었다. 대체로 사기邪氣가 심하게 막고 있으면 기기氣機의 조체阻滯도 심하여 기혈氣血의 통행이 어려워진다. 때문에 침沈, 지遲, 세細, 삽澁, 결結 등의 맥이 나타나며 심지어 폐복閉伏하여 궐厥해지기도 한다. 만약 비록 사기邪氣가 막고 있더라도 막고 있는 정도가 심하지 않으면 기혈氣血이 사기邪氣와 부딪쳐 물보라를 일으키기 때문에, 맥이 활滑해질 수 있다. 이때의 활맥滑脈은 누르면 반드시 유력有力해야 한다.

② 정기(正氣)가 허쇠(虛衰)해도 맥이 활(滑)해질 수 있다

정기正氣가 허虛한 경우 맥이 본래 활滑할 수 없다. 기혈氣血이 이미 휴허虧虛하여 혈맥血脈을 고탕鼓蕩할 힘이 부족한데, 맥이 어떻게 활滑할 수 있겠는가? 따라서 장로옥張路玉은 "활맥滑脈은 무력無力한 느낌도 없고, 허한虛寒으로 볼 만한 이유도 없다."라고 한 것이다. 그러나 정기正氣의 허쇠虛衰가 비교적 심하여 내고內固하지 못하고 외설外泄하거나, 혹은 정기正氣의 허쇠虛衰로 적화賊火가 안에서 치성熾盛할 때는 맥도 활滑해질 수 있다. 《맥학집요脈學輯要》에서는 "그러나 허약한 사람에게서 도리어 활맥滑脈이 나타나는 것은, 원기元氣가 외설外泄하는 징후이다."라고 하였다. 《맥리구진脈理求眞》에서도 "혹은 기氣가 허虛해서 음화陰火를 제어하지 못하면 활리滑利한 맥이 나타나는 경우가 있다."라고 하였다. 이때의 활맥滑脈은 누르면 당연히 무력無力하다.

임상에서 정기正氣의 허쇠虛衰로 인해 맥이 활滑해지는 경우는 비기脾氣가 허쇠虛衰하여 담痰이 생기는 환자에게서 흔히 볼 수 있다. 이때에도 활滑하면서 무력無力하거나, 완활緩滑하되 중안重按을 버티지 못한다.

만약 맥이 활실滑實하고 견박堅搏하게 손가락을 치면서 화완和緩한 느낌이 결핍된 것은 위기胃氣가 패절敗絶한 것이다. 진심맥眞心脈은 "견강堅强하게 박동하는 것이 율무를 알알이 만지는 것 같다."라고 하였다. 이는 진심맥眞心脈으로 매우 허쇠虛衰한 맥상脈象이니, 실맥實脈으로 오인해선 안 된다.

강설

● 활맥滑脈을 가장 쉽게 느낄 수 있는 것은 막걸리에 족발과 보쌈을 위의 한계 용량까지 즐겁게 먹은 후 양 관부關部의 맥을 잡아보면 되지요. 이때 맥이라는 것이 모 광고의 캡슐을 쓰고 장까지 가는 것처럼 알알이 굴러가는 것은 아닌데도 알알이 굴러간다는 착각이 들게 됩니다. 맥은 심장의 박동에 따라 동시에 확장되는 것이지만 맥압이 증가함에 따라 의사 손가락의 둥근 압력을 받아 둥글둥글하게 흘러가는 느낌이 드는 것이지요. 따라서 간혹 맥동수가 살짝 증가할 수도 있지만, 대부분 맥동수의 변화는 거의 없는데도 기락起落 시 약간 빠른 듯한 느낌이 들게 됩니다. 이 빠른 듯한 느낌이 두드러지면 삭맥數脈이 되는 것이고, 인지부人地部의 충실도가 두드러지면 활맥滑脈이 되는 것입니다.

● 활맥滑脈이 나타날 경우 이것이 정상적인 범주에 있는 것인지, 병리적 단계인지 확인을 해야 합니다. 만약 식사 후에 맥을 짚었는데 활맥滑脈이 안 나온다면 이것 자체가 문제인 것이고, 배가 고픈데도 활맥滑脈이 나타난다면 이것 자체도 문제가 있는 것이지요. 따라서 어떤 맥이든 이 맥이 나온 이유가 납득되어야 진단이 가능해지는 것이지요. 활맥滑脈이 나온다고 모두 담음痰飮으로 보면 곤란하지요. 맥이 활滑해진다는 것은 그만큼 기혈의 고탕鼓蕩과 충영充盈이 증가했다는 것을 의미하기 때문에, 이렇게 증가시키는 모든 요소가 고려의 대상이 됩니다. 때문에 활맥滑脈이 허실협잡虛實夾雜은 물론 허증虛證에서 나타날 수 있다는 것도 염두에 두고 있어야 합니다.

제6장 삽맥(澁脈)

1. 맥상(脈象)

삽맥澁脈의 맥상脈象은 비교적 파악하기 어렵다. 역대 의가들 모두 매우 많은 한정사限定詞를 덧붙였고 매우 많은 비유를 들었다. 본래 더욱 명확하게 삽맥澁脈을 설명하려다가 도리어 수많은 장황한 말들을 만들어냄으로써 삽맥澁脈을 더욱 모호하고 이해하기 어렵게 했다.

삽맥澁脈의 본래 의미는 왕래가 삽체澁滯한 것이다. 이것은 바로 왕빙王冰이 《소문素問·맥요정미론편脈要精微論篇》을 주해하면서 "삽澁은 왕래가 매끄럽지 못해 건삽蹇澁한 것이다."라고 말한 것과 같다. 왕숙화王叔和는 이것을 고쳐 "삽맥澁脈은 세細하면서 지遲하고, 왕래가 어려우면서도 흩어지며, 혹 한 번씩 멎었다가 다시 박동한다."라고 하였다. 여기서 그는 삽맥澁脈을 구성하는 세細, 지遲, 지止, 산散, 왕래난往來難 등의 다섯 가지 조건을 제시하였으며, 후세 의가들이 대부분 이 주장을 따랐다. 《맥결휘변脈訣彙辨》에서는 "지세遲細하면서 단短하는 세 가지 느낌이 다 갖춰져야 한다."라고 했는데, 삽맥澁脈이면 반드시 지遲, 세細, 단短의 세 가지 조건을 갖춰야 하고 하나라도 빠지면 안 된다는 것이다. 이빈호李瀕湖는 "참오부조參伍不調(박동이 일정하지 않은 것)를 삽澁이라 칭한다."라고 하여, 세細·지遲·단短의 세 가지 조건 위에 다시 맥동수가 일정하지 않다는 "참오부조參伍不調"를 추가했다. 또 "흩어지고 멈추는 것이 어슴푸레 손가락에 느껴지니, 마치 비에 젖은 모래 같으며 쉽게 흩어진다."라고 하여, 세細·지遲·단短·지止의 네 가지 조건 위에 또 산散과 허연무력虛軟無力을 추가했다. 종합해 보면 삽맥澁脈의 조건이 세細, 지遲, 단短, 지止, 산散, 허虛, 왕래난往來難의 일곱 가지 요소라는 것이다.

그러나 《소문·조경론편調經論篇》에 기재된 "그 맥은 성대盛大하면서 삽澁하다."는 구절의 의미를 통해 이 삽澁은 절대로 척부尺膚의 피부가 삽澁하다는 것을 가리킨 것이 아니라, 맥상脈象으로서의 삽澁을 말한 것임을 알 수 있다. 또한 삽맥澁脈과 성대맥盛大脈이 함께 나타난다고 하였으니, 성대盛大하다면 세단細短할 수 없다. 이는 삽맥澁脈의 맥상脈象을 구성한다고 하는 최소조건 세 가지 중 두 가지가 빠지는 것이다. 단세短細는 결코 삽맥澁脈의 필수 구비조건이 아님을 알 수 있다. 《영추靈樞·창론편脹論篇》에서 "그 맥이 대견大堅하면서 삽澁한 것은 창脹이다."라고 하였다. 《난경難經·58난五十八難》에서 "상한의 맥은 음양이 모두 성盛하면서 긴삽緊澁하다."라고 하였다. 삽澁은 세細, 지遲, 단短하면서 무력無力해야 한다는데, 성盛, 긴緊, 견대堅大는 모두 장대유력長大有力한 맥이다. 어떻게 삽맥澁脈과 함께 나타날 수 있겠는가? 《상한론傷寒論》 363조에서 "촌맥寸脈은 도리어 부삭浮數하고, 척중맥尺中脈은 본래 삽澁한 것"이라고 하였다. 삽맥澁脈은 지遲를 겸한다 하였으니, 한 번 호흡에 세 번 뛰어야 하는데 어떻게 삭맥數脈과 어긋나지 않고 함께 나타날 수 있는가? 《상한론》 274조에서 "양맥陽脈은 미微하고 음맥陰脈은 삽澁하면서 장長한 것"이라고 하였다. 삽맥澁脈은 단短해야 한다고 하는데 어떻게 장맥長脈과 병존할 수 있는가? 삽맥澁脈의 세細, 지遲, 단短, 산散, 허虛와 상술한 삭數, 장長, 성대盛大, 견긴堅緊은 함께 나타날 수 없는 것이다. 그러므로 삽맥澁脈이 반드시 세細, 산散, 허虛하지는 않다는 것을 알 수 있다.

후세의 의가들은 또 "참오부조參伍不調를 삽澁이라 칭한다."라고 주장하였다. 참오부조參伍不調를 의가들은 대부분 삼오부조三五不調하며 박동 중 간헐적으로 멎는 것이라고 해석한다. 폐肺의 평맥平脈은 대부분 부단浮短하면서 삽澁하다. 만약 간헐적으로 멎으며 또한 삼오부조三五不調하다면, 맥률脈律이 이처럼 문란해서는 정상맥이라고 할 수 없을 텐데, 어찌 평맥平脈이라고 부를 수 있겠는가? 또한 삽맥澁脈도 촌삽寸澁, 관삽關澁, 척삽尺澁 등 부위에 따른 구분이 있다. 맥은 본래 하나의 기氣가 쭉 관통하는 것인데, 어찌 촌맥寸脈만 삼오부조三五不調하고 관척맥關尺脈의 맥률脈律은 일정할 수 있겠는가? 그러므로 삽맥澁脈이 간헐적으로 멎는다는 것은 잘못된 것이다.

"참오參伍"라는 단어는 《내경內經》에 두 번 나온다. 《소문素問·삼부오후론편三部五候論篇》에서 "형形과 기氣가 서로 잘 어울리는 경우에는 살고, 참오부조參伍不調한 경우에는 죽는다."라고 하였고, 《소문·팔정신명론편八正神明論篇》에서 "태양의 한온寒溫과 달의 허성虛盛, 사계절 기氣의 부침浮沈을 살펴 참오상합參伍相合하여 조리한다."라고 하였다. "참오參伍"는 《설문해자說文解字·단주段注》에 "참오參伍라고 말한 것은 모두 착종錯綜을 푼다는 말이다."라고 하였다. 왕빙王冰은 "'참參'은 '참교參校'를 이르고, '오伍'는 '유오類伍'를 이른다. '參校類伍而有不調'는 상도常道를 따르지 않아 병이 난 것을 말한다."라고 주해하였다.

《내경內經》의 두 곳에서 쓰인 "참오參伍"라는 단어의 의미는 참조·유추하여 추구한다는 의미이다. "참오부조參伍不調"는 참조와 유추, 분석과 추구를 거쳐 사람의 형形과 기氣, 사람과 시령時令이 서로 조화되지 못한 것이 병이라는 것을 아는 것이다. "참오參伍"를 "삼오三五"의 대문자로 보고 곧바로 "삼오三五"로 해석하는 것은 잘못된 것이다. 또한 《내경》의 두 구절 원문에는 결코 삼오부조三五不調의 함의가 없다. 여기서 또다시 간헐적으로 멎는다는 의미를 파생시켜 내는 것은 잘못을 반복하는 것이다. 참오부조參伍不調는 《내경》에서 삽맥澁脈을 가리켜 말한 것이 아니다. 어떤 사람이 가장 먼저 "參伍不調名曰澁"이라고 설명하였는지에 대해서는 확실한 근거가 없지만, 후세 사람들이 이 설명을 따라 삽맥澁脈은 "三五不調, 中有歇止"한다는 오류를 파생시켰고, 사람들도 남이 말하는 대로 따라 말하다가 오류가 지금까지 전해졌다.

앞서 말한 것을 종합적으로 보자면, 삽맥澁脈은 지遲, 세細, 단短, 산散, 허虛, 지止 등의 조건이 없으며 "왕래건삽往來蹇澁"만이 유일한 특징이다.

"왕래건삽往來蹇澁"이 맥의 내거來去가 모두 어렵다는 것을 가리킨다면, 이것과 지맥遲脈의 왕래지만往來遲慢은 같은 의미라서 두 맥을 구분할 수 없기 때문에 하나의 맥상脈象이 되어버린다. 따라서 "왕래건삽往來蹇澁"은 맥의 내거來去가 어렵고 느린 것을 가리키는 것이 아니라, 맥박이 뛰는 진폭이 작은 것을 가리킨다. 이는 기혈氣血이 삽체澁滯하거나 혹은 기혈氣血이 허쇠虛衰하여 혈맥血脈을 고탕鼓蕩하고 충영充盈하게 할 정도로 창달暢達하지 못하기 때문에 형성된 맥상脈象이다. 필자는 임상에서 맥박이 뛸 때의 진폭이 작은 것을 삽맥澁脈의 유일한 특징으로 판단한다. 맥체脈體의 대大, 세細, 장長, 단短, 맥력脈力의 유력有力과 무력無力, 맥률脈律의 규칙과 불규칙, 맥률脈率의 삭數하거나 지遲한 것과는 상관없이 단지 맥이 뛸 때의 진폭이 작으면 삽맥澁脈인 것이다. 이것이 왕래건삽往來蹇澁의 의미이다.

2. 맥리(脈理)와 주병(主病)

삽맥澁脈의 진폭이 작은 것은 기혈氣血의 고박鼓搏이 원활하지 않아서이다. 기혈氣血의 고박鼓搏이 원활하지 않은 원인은 두 가지다. 기혈氣血이 허虛하여 고박鼓搏할 힘이 없기 때문이거나, 기혈氣血이 사기邪氣에 막혀 혈맥血脈을 고박鼓搏할 정도로 창달暢達하지 못하기 때문인데, 그런 까닭에 맥폭脈幅이 작아지면서 맥이 삽澁해지는 것이다.

(1) 기혈(氣血)이 허(虛)하면 맥이 삽(澁)해질 수 있다

혈血이 허虛하면 맥이 삽澁해질 수 있다. 그러므로 삽맥澁脈은 정기精氣의 휴허虧虛와 혈소血少를 반영할 수 있다. 이에 대해 여러 의가들은 모두 이의가 없다. 정精과 혈血은 근원이 같다. 혈소血少하여 혈맥血脈을 충영充盈하지 못하므로 맥의 흐름이 건삽蹇澁해질 수 있다. 혈소血少하기 때문에 심통心痛, 정충怔忡, 경폐經閉, 불임 등이 나타날 수 있다.

삽맥澁脈이 기허氣虛를 나타낸다는 것에 대해서는 여러 의가들이 모두 반대한다. 《내경內經》에서 "삽맥澁脈은 양기陽氣가 유여有餘한 것이다."라고 한 것 때문에, 역대 의가들은 대부분 이 설명을 추종하여 삽맥澁脈은 다기多氣한 것으로 인식한다. 《맥경脈經》에서는 "삽맥澁脈은 혈血이 적고 기氣가 많은 것이다."라고 하였다. 《천금방千金方》에서도 "삽맥澁脈은 혈血이 적고 기氣가 많은 것이다."라고 하였다. 《진가추요診家樞要》에서도 "삽맥澁脈은 기氣가 많고 혈血이 적은 징후이다."라고 하였다. 《맥확脈確》에서도 "삽맥澁脈은 혈血이 적고 기氣가 유여有餘한 것이다."라고 하였다. 만약 혈血은 적고 기氣는 유여有餘하다면 고탕鼓蕩할 힘이 있는 것이어서 부浮, 규芤, 혁革, 허虛 등의 맥이 나타나야 하지, 삽맥澁脈이 나타날 수는 없다. 이러한 설명은 《내경》 원문의 본뜻과 어긋난다. 사실 《내경》에서 말한 '양기유여陽氣有餘'는 기체氣滯를 가리켜 말한 것이다. 《외과정의外科精義》에서 "삽맥澁脈은 기氣가 삽澁한 것이다."라고 하였다. 《맥학집요脈學輯要》에서는 "또 칠정울결七情鬱結과 산가벽기疝瘕癖氣가 수도隧道를 막아 맥이 삽澁해진다."라고 하였다. 《맥학천미脈學闡微》에서도 "삽맥澁脈은 정지情志가 이루어지지 않을 때 자주 나타난다. 이는 혈血의 운행이 울삽鬱澁되었기 때문이다."라고 하였다. 삽맥澁脈이 기허氣虛를 나타낸다는 것은 소수의 의가들만 언급했을 뿐이다. 가령 《경악전서景岳全書》에서는 "삽맥澁脈은 음맥陰脈이니 기혈氣血이 모두 허虛한 징후이다."라고 하였다. 《맥리구진脈理求眞》에서도 "삽맥澁脈은 기혈氣血이 모두 허虛한 징후이다."라고 하였다. 이를 통해 기혈氣血이 허虛해져 맥을 고박鼓搏할 힘이 없으면 맥의 박동폭이 작아지면서 삽맥澁脈을 형성한다는 것을 알 수 있다. 허虛해져서 삽澁할 경우에는 눌렀을 때 무력無力해야 한다.

⑵ 사기(邪氣)가 기기(氣機)를 막아 불창(不暢)하면 맥이 삽(澁)해질 수 있다

사기邪氣가 기기氣機를 막아 불창不暢하면 기혈氣血이 창달暢達하여 혈맥血脈을 고박鼓搏하지 못하기 때문에, 맥폭脈幅이 작아지면서 맥이 삽澁해질 수 있다. 조체阻滯작용을 일으키는 사기邪氣는 주로 외사外邪의 침입, 기체氣滯, 혈어血瘀, 한성寒盛, 열사熱邪, 식적食積 등이다. 《상한론傷寒論》 48조에서 "어떻게 땀을 제대로 내지 않아서라는 것을 아는가? 맥이 삽澁하기 때문에 아는 것이다."라고 하였다. 여기서 삽澁은 바로 표사表邪가 울알鬱遏하여 영위營衛가 잘 통하지 못하게 한 탓에, 양기陽氣가 불울怫鬱하여 발월發越하지 못하기 때문에 삽澁해진 것이다. 《맥리구진脈理求眞》에서 "그러나 또한 한삽寒澁, 고삽枯澁, 열삽熱澁의 차이를 반드시 구분해야 한다."라고 하였다. 이는 삽맥澁脈이 한객寒客, 양허陽虛, 음혈고학陰血枯涸, 열사옹색熱邪壅塞으로 인해 생길 수 있음을 지적한 것이다. 《맥학집요脈學輯要》에서 "식담食痰이 안팎으로 뭉친 것,……칠정울결七情鬱結과 산가벽기疝瘕癖氣가 수도隧道를 막는다."라고 하였다. 이것들 모두 맥이 삽澁해지게 할 수 있다.

정기正氣가 허虛하여 나타나는 삽맥澁脈은 삽澁하면서 무력無力하고, 사기邪氣가 막아 나타나는 삽맥澁脈은 삽澁하면서 유력有力하다. 《맥학집요》에서 "삽맥澁脈은 맥력脈力의 유무를 구별하여 허실虛實을 결정해야 한다."라고 한 것과 같다.

강설

● 삽맥澁脈에 대해서 스승이 제자에게 이 맥이 삽맥澁脈이라고 한 번 알려주면 쉬운데, 글로 전달하려니 말만 분분해지고 오히려 헷갈리게 되는 것 같습니다. 맥을 짚어 나타나는 껄끄러운 느낌 자체가 삽맥澁脈인데, 이에 대한 부연설명이 오히려 삽맥澁脈의 정의인 껄끄럽다는 것을 가려버리는 상황이 초래된 것이지요. 이러한 설왕설래에 대해서 이사무李士懋 선생이 문헌적 근거를 들어 일일이 논박하였으니, 참고하시기 바랍니다. 삽맥澁脈이 껄끄러운 이유는 박동폭이 작기 때문에 손가락에 껄끄럽게 느껴지는 것입니다. 다만 이 껄끄러운 느낌은 천부天部에서 나타나는 것과 인지부人地部에서 나타나는 것이 조금 다릅니다. 인지부人地部에서 나타나는 것은 말 그대로 기혈氣血이 부족하거나 막혀서 혈맥을 고탕鼓蕩·충영充盈하지 못하기 때문에 나타나는 것이지요. 이때의 삽맥澁脈은 활맥滑脈과 대비되

는 삽맥澁脈입니다. 이를 비에 젖은 모래알이라고 취상하기도 합니다. 그러나 일반적으로 인지부人地部에서 나타날 정도로 심한 상태보다는, '10단계 시스템 맥진법'에서 박동폭이 큰 홍맥洪脈과 대비한 것과 같이 천부天部에서 바로 잡히는 경우가 대부분입니다. 이때의 삽맥澁脈은 칼로 대나무를 긁는 듯한 느낌이라고 취상하기도 합니다. 따라서 천부天部에서 나타나는 삽맥澁脈과 인지부人地部에서도 나타나는 삽맥澁脈을 같이 염두에 두고 있어야 합니다.

● 삽맥澁脈의 주병主病으로 허증虛證의 혈허血虛나 실증實證의 사조邪阻는 쉽게 납득이 가는데, 기체氣滯에 대해서는 논란이 되기도 합니다. '다기多氣'라는 표현을 기氣가 충족된 것으로 오해해서 생긴 것이지요. 이때의 다기多氣는 기가 울체鬱滯한 실증實證이라는 말입니다. 간혹 자구字句에만 매몰되어서 곡해를 하는 경우가 있기 때문에 주의하여야 합니다. 또한 원래 삽맥澁脈이 나오는 환자일지라도 식후나 양약 등의 영향으로 활맥滑脈을 겸하거나 변맥變脈을 형성하는 경우가 있습니다. 예를 들어 활맥滑脈을 겸할 때 천부天部에서는 기체氣滯에 의해 삽맥澁脈이 나타지만, 인지부人地部에서는 충실한 활맥滑脈이 나타날 수 있다는 것입니다. 변맥變脈이 되는 경우에는 인지부人地部에 원래 삽맥澁脈이 나타나야 하는데, 활맥滑脈이 형성되는 조건과 맞물려 각각의 삽맥澁脈이 활상滑象을 띠는 경우가 있다는 것이지요. 예시한 겸맥兼脈의 경우에는 천부天部와 인지부人地部가 구별됩니다. 하지만 변맥變脈의 경우에는 삽맥澁脈의 껄끄러운 느낌이 비에 젖은 모래알 같은데, 이 모래알들이 활맥滑脈의 영향을 받아 각각 삽澁한 와중에 활상滑象을 띠어 진동하는 것처럼 느껴지는 것이지요. 마치 '콘택600'의 캡슐 속 알갱이들처럼 작은 알갱이들이 흔들리고 있는 듯한 느낌입니다.

제7장 허맥(虛脈)

1. 맥상(脈象)

《맥경脈經》에서 "허맥虛脈은 지대遲大하면서 연軟하고, 눌렀을 때 맥력脈力이 부족不足하며 손가락에서 느껴지던 맥이 사라져 텅 빈 것 같다."라고 하였다. 여기에서 허맥虛脈의 조성에 부浮, 지遲, 대大, 공空의 네 가지 요소가 있다고 지적하였으며, 후세 의가들도 대부분 이 주장을 따랐다.

고대의 허맥虛脈에 대한 묘사는 '눌렀을 때 무력無力하다'는 하나의 요소만 있었을 뿐, 부浮, 지遲, 대大의 의미는 결코 포함되지 않았다. 《소문素問·시종용론편視從容論篇》에서 "지금 맥이 부대허浮大虛한 것은 비기脾氣가 외절外絶한 것이다."라고 하였고, 《소문·자학편刺瘧篇》에서는 "학증瘧證은 맥이 대허大虛하다."라고 하였으며, 《소문·오장생성론편五臟生成論篇》에서는 "황맥黃脈이 이를 때는 대大하면서 허虛하다."라고 하였다. 《내경內經》에서는 부浮, 대大, 완緩을 허맥虛脈의 겸맥兼脈으로 본 것이다. 그렇다면 허맥虛脈 자체에는 부浮, 대大, 완緩의 특징을 결코 구비하지 않았음을 알 수 있다. 또한 《금궤요략金匱要略·허로편虛勞篇》에서는 "남자가 정상인 것 같으나 맥이 대大한 것은 노勞이다. 맥이 극도로 허虛한 것도 노勞이다."라고 하였다. 이는 허虛와 대大를 대비하여 거론한 것이다. 그렇다면 허맥虛脈이 반드시 대大할 필요는 없다는 것을 알 수 있다. 《금궤요략·혈비허로편血痹虛勞篇》에서는 "맥이 극도로 허虛하고 규지芤遲하다."라고 하였다. 지遲는 허맥虛脈의 겸맥兼脈이니, 지遲는 허맥虛脈의 고

유한 특징이 아님을 알 수 있다. 그러므로 허맥虛脈의 주요 특징은 눌렀을 때 무력無力한 것이다. 맥위脈位가 부浮한지, 맥률脈率이 지遲한지, 맥폭脈幅이 대大한지의 여부는 모두 허맥虛脈 자체의 고유한 요소가 아니다.

2. 상류맥(相類脈)

허맥虛脈의 주요 특징은 눌렀을 때 무력無力한 것이다. 이와 유사한 맥상으로 부浮, 규芤, 혁革, 산散, 미微, 약弱, 유濡가 있기 때문에 감별할 필요가 있다.

(1) 허맥(虛脈)과 부맥(浮脈)

부맥浮脈은 가볍게 촉지할 때 나타나며, 부후浮候의 맥력脈力은 유력有力하고 침후沈候의 맥력脈力은 약간 부족不足한 맥이다. 여기에서 부족不足은 부취浮取했을 때와 비교해서 말한 것이지, 눌렀을 때 무력無力하다는 것이 결코 아니다. 그러나 허맥虛脈은 눌렀을 때 무력無力하다.

(2) 허맥(虛脈)과 규맥(芤脈)

규맥芤脈은 부대浮大하면서 중공中空하기 때문에 맥관의 양쪽 가장자리가 잡힌다. 중공中空은 눌렀을 때 갑자기 속이 텅 빈 듯한 느낌이 드는 것이다. 허맥虛脈은 눌렀을 때 무력無力하지만 속이 텅 빈 듯한 느낌이 들지는 않는다.

(3) 허맥(虛脈)과 혁맥(革脈)

혁맥革脈의 느낌은 북가죽을 누르는 것 같다. 부취浮取했을 때에는 부대浮大하면서 유력有力하여 북가죽처럼 팽팽한 긴장감이 있으나, 눌렀을 때에는 텅 비어 빠져 나가기만 하고 새로 들어오는 것이 없는 것처럼 느껴진다. 허맥虛脈은 부취浮取했을 때에 맥력脈力이 부족不足하여 혁맥革脈의 부대浮大하면서 유력有力한 것과는 다르며, 눌렀을 때 맥력脈力이 더욱 줄어들긴 해도 혁맥革脈처럼 텅 비지는 않는다.

(4) 허맥(虛脈)과 산맥(散脈)

산맥散脈은 부대浮大하면서 매우 무력無力하다. 어떤 구속도 없이 흩어지기 때문에 맥관의 경계가 모호하다. 이는 마치 흩날리는 버들꽃이 종잡을 수 없을 만큼 가벼우면서도 종적이 일정하지 않은 것과 같다. 허맥虛脈은 비록 부취浮取했을 때 무력無力하긴 하지만 맥관의 경계가 분명하고, 또한 무력無力의 정도도 산맥散脈처럼 심하지 않다.

(5) 허맥(虛脈)과 미맥(微脈)

미맥微脈은 부세浮細하면서 무력無力하다. 세細와 무력無力의 정도가 모두 허맥虛脈보다 심하다.

(6) 허맥(虛脈)과 약맥(弱脈)

약맥弱脈은 침세沈細하면서 무력無力하며 부위浮位에서는 나타나지 않는다. 세細와 무력無力의 정도도 모두 허맥虛脈보다 심하다.

(7) 허맥(虛脈)과 유맥(濡脈)

대다수의 맥학서적은 모두 부浮하면서 유세柔細한 맥을 유맥濡脈이라고 하였다. 내가 생각하기에 유맥濡脈은 연맥軟脈이며 반드시 부세浮細를 겸할 필요는 없다고 본다. 연맥軟脈도 맥력脈力이 부족不足하지만, 허맥虛脈처럼 심하게 무력無力하지는 않다. 유맥濡脈을 부浮하면서 유세柔細하다고 한다면, 미맥微脈과는 단지 세細와 무력無力의 정도에서 약간의 차이만 있을 뿐 임상적으로 둘을 구분하기 어렵기 때문에, 같은 종류의 맥상脈象으로 보게 된다.

3. 맥리(脈理)와 주병(主病)

허맥虛脈은 매우 중요한 맥이다. 맥은 허실虛實을 강령으로 삼는다. 맥이 허虛하면 정기正氣가 허虛한 것이다.

허맥虛脈은 정기正氣가 허쇠虛衰함을 나타낸다. 음양陰陽과 기혈氣血의 휴허虧

虛가 모두 허맥虛脈을 형성할 수 있다. 양기陽氣가 허虛하여 혈맥血脈이 박격搏擊할 힘이 없으면, 맥이 허虛해질 수 있다. 음혈陰血이 허虛하면 내수內守하지 못하여 양기陽氣가 부월浮越하고, 음혈陰血이 혈맥血脈을 충영充盈하지 못하면 맥이 중안重按을 감당하지 못해 허맥虛脈이 나타날 수 있다. 임상에서 허맥虛脈이 나타나면 의심할 여지없이 정기正氣가 허쇠虛衰한 것이다. 그러나 그것이 양허陽虛인지, 기허氣虛인지, 아니면 음허陰虛인지, 혈허血虛인지는 겸맥兼脈과 신神, 색色, 설舌, 증상 등을 결합하여 종합적으로 판단해야 한다.

강설

● 허맥虛脈은 인지부人地部까지 눌렀을 때 맥이 무력無力해지는 것입니다. 말로 하면 이렇게 쉬운데, 실제 임상에서는 약간의 숙련이 필요합니다. 흔히 무력하지 않은데도 모든 맥상이 사라질 정도로 맥관을 뭉개버리거나 무력한데도 맥관을 뭉갠 후 천인부天人部로 손가락을 다시 들 때, 눌렸던 맥관이 펴지면서 혈류가 일순간에 증가되는 것을 유력有力으로 오인하기도 합니다. '10단계 시스템 맥진법'에 익숙해질 정도로 숙련할 필요가 있습니다.

부맥浮脈이 비록 천부天部보다 인지부人地部의 힘이 살짝 약하다고 하나, 만약 허맥虛脈처럼 무력해지면 부맥류浮脈類가 될 수는 있어도 전형적인 27맥 중 하나로서의 부맥浮脈이 되지는 못합니다.

규맥芤脈과 혁맥革脈은 손으로 누를 때 혈류의 힘이 맥관벽의 힘에 비해서 현저하게 떨어지는 상태를 말합니다. 때문에 손에 맥의 중간이 빈 상태에서 쌍맥雙脈처럼 두 줄기로 양쪽 맥관벽이 잡히는 것이지요. 허맥虛脈은 맥관벽과 혈류의 힘 차이가 두드러지지 않기 때문에 이러한 두 줄기의 맥관벽이 별도로 잡히지 않습니다.

산맥散脈은 맥체脈體가 지나치게 확장되어 기락폭起落幅 자체가 거의 나타나지 않기 때문에 맥관의 경계가 제대로 느껴지지 않는 맥입니다. 허맥

虛脈이나 삽맥澁脈은 산맥散脈에 비해 맥관의 경계가 분명한 맥이지요.
미맥微脈은 부위浮位에서 가늘면서 무력한 맥입니다. 이때 부위浮位에서 맥이 느껴진다는 것은 맥관이 확장된 것을 말합니다. 그럼에도 불구하고 가늘게 느껴지는 것은 박동의 힘이 극히 미약하기 때문입니다. 마치 정맥의 경우 맥관이 큰데도 박동하지 않기 때문에 맥관의 경계나 크기를 느낄 수 없는 것과 마찬가지입니다. 다만 미맥微脈일지라도 동맥이므로 극히 미약한 박동이 있는데, 이것이 잡히기 때문에 가늘게나마 느껴지는 것이지요. 실제 맥관이 수축하여 가늘면서 무력한 맥은 약맥弱脈입니다. 이들 미맥微脈과 약맥弱脈은 허맥虛脈보다도 더 무력한 맥으로 정기正氣가 허탈虛脫된 절대의 양허陽虛 상황입니다.
유맥濡脈은 부드러운 맥을 말합니다. 여기서 부드럽다는 것은 기氣와 양陽이 부족하거나 습성濕盛 등으로 인하여 맥관에 긴장감과 박동감이 떨어지고 혈류가 무기력하게 흘러가는 상태를 말하는 것으로, 위기胃氣를 나타내는 화완和緩한 상태를 말하는 것이 아닙니다. 축 늘어진 상태라고 생각하시면 됩니다.

● 비록 산맥散脈, 규맥芤脈, 혁맥革脈, 미맥微脈, 약맥弱脈이 인지부人地部에서 허맥虛脈보다 더 무력하고, 부맥浮脈·유맥濡脈이 덜 무력하다고는 하지만, 사실 그다지 차이가 많지는 않습니다. 따라서 이들은 모두 허맥류虛脈類로 포괄될 수 있습니다. 다만 무력하다는 것 외에 다른 어떤 특징 때문에 별도의 기본맥으로 분류가 될 뿐이지요. 유력과 무력이라는 말 자체는 어떤 절대적인 기준이 있는 것이 아니고 눌렀을 때 인지부人地部에서 느껴지는 느낌입니다. 때문에 어느 정도 무력하고 어느 정도 유력한지가 중요하지요. 이 정도 무력하면 허맥虛脈이고 이건 더 무력하니 약맥弱脈이라고 천착할 필요는 없는 것이지요.
27맥은 대부분 허실虛實을 공히 나타내지만 여기서 언급한 허맥虛脈, 미맥微脈, 약맥弱脈은 허증虛證만 있고 실증實證은 없습니다. 이는 양허陽虛

의 절대 기준인 심장의 약화가 정도 차이를 두고 반영된 맥들이기 때문입니다.

제8장 실맥(實脈)

1. 맥상(脈象)

전형적인 실맥實脈은 부중침浮中沈에서 모두 대大하면서 장長하고 손가락을 유력有力하게 치는 맥이다. 그러나 일부 실맥實脈은 그다지 전형적이지 않다. 혹 부취浮取할 때에는 드러나지 않다가 중취中取·침취沈取할 때 대大하면서 유력하기도 하고, 혹 맥이 대大하면서 유력하지만 장長하지는 않으며, 혹 부중침浮中沈에서 다 유력하지만 그다지 대大하지는 않다. 이런 경우들도 모두 실맥實脈이라고 할 수 있다. 따라서 실맥實脈의 주요한 특징은 대大하면서 유력한 것이고, 부浮와 장長은 주요한 특징이 아니다.

2. 상류맥(相類脈)

실맥實脈의 주요 특징은 대大하면서 유력한 것이다. 이것과 서로 비슷한 맥으로 침沈, 뇌牢, 홍洪이 있다.

(1) 실맥(實脈)과 침맥(沈脈)

침맥沈脈은 부취浮取할 때는 맥력脈力이 부족不足하고, 침취沈取할 때는 맥력脈力이 유여有餘하여 내강외유內剛外柔하다. 부중침浮中沈의 세 부위가 모두 대大하면서 유력한 실맥實脈과는 같지 않다. 설사 침취沈取할 때 비교적 힘이 있더라도, 실맥實脈처럼 대大하면서 유력하지는 못하다.

(2) 실맥(實脈)과 뇌맥(牢脈)

뇌맥牢脈은 침沈하면서 실대현장實大弦長한 맥으로, 부위浮位와 중위中位에서는 나타나지 않는다. 뇌맥牢脈도 침실맥沈實脈이라고 할 수 있다.

(3) 실맥(實脈)과 홍맥(洪脈)

홍맥洪脈은 내맥來脈이 성盛하고 거맥去脈이 쇠衰하여 물결이 일어나는 것 같다. 비록 부대浮大하지만 누르면 약간 감약減弱된다. 실맥實脈처럼 대大하면서 유력하게 손가락을 치는 것과는 같지 않다.

(4) 실맥(實脈)과 장맥(長脈)

장맥長脈은 본래의 자리를 지나쳐 쭉쭉 뻗는 것이 마치 장대 끝을 든 것과 같아, 실맥實脈의 대大하면서 손가락을 치는 것과는 같지 않다. 만약 장맥長脈이 태과太過하여 장대長大하면서 견박堅搏하다면 이것도 실맥實脈이다.

3. 맥리(脈理)와 주병(主病)

(1) 사실(邪實)에 맥이 실(實)해질 수 있다

실맥實脈은 실증實證을 나타낸다. 사기邪氣가 항성亢盛하여 정기正氣가 힘껏 사기邪氣와 다투면, 기혈氣血을 고탕鼓蕩하기 때문에 실맥實脈이 나타날 수 있다.

① 외감(外感)에 맥이 실(實)해질 수 있다

육음六淫을 외감外感하여 사기邪氣가 항성亢盛하면, 정기正氣가 사기邪氣와 다투기 때문에 맥이 실實해질 수 있다. 혹 육음六淫이 화火로 변해 삼초三焦의 열熱이 왕성해지면, 기혈氣血을 박격搏擊하여 혈맥血脈을 고탕鼓蕩하기 때문에 맥이 실實해질 수 있다. 치료는 청열사화淸熱瀉火하거나 통부축열通腑逐熱 또는 발한거사發汗祛邪한다. 이는 모두 "실實한 경우에는 사瀉한다."는 원칙에 따라 사기邪氣를 없애는 데에 집중한 것이다.

② 내상(內傷)에도 맥이 실(實)해질 수 있다

내상內傷 잡병雜病 중에 언제든지 실맥實脈이 나타날 수 있다. 이러한 실맥實脈은 비교적 복잡하다. 만약 맥실脈實, 설홍태황舌紅苔黃하고 확실히 근거할 만한 열상熱象이 있다면, 화열火熱이 항성亢盛한 실증實證에 속하므로 청열사화淸熱瀉火해야 한다. 만약 맥은 실實하지만 혀가 암홍하지 않고 설태舌苔가 암황하지 않으며 열상熱象이라고 할 만한 정황이 없다면, 이는 담탁痰濁·어혈瘀血·식적食積 등의 사기邪氣가 속에서 조체阻滯하여 기기氣機가 역란逆亂하고 있기 때문에 정기正氣가 사기邪氣와 힘껏 다투므로 기혈氣血이 격탕激蕩되면서 맥이 실實해진 것이다. 또한 간기횡역肝氣橫逆에서도 볼 수 있다. 기氣가 상역上逆하면 혈血도 상역하여 기혈氣血이 분용奔涌하기 때문에 혈맥血脈을 고탕鼓蕩하면서 맥이 실實해질 수 있다.

(2) 정허(正虛)해도 맥이 실(實)해질 수 있다

몇몇 특수한 정황에서 실맥實脈이 도리어 허증虛證을 나타내기도 한다. 가령 위기쇠갈胃氣衰竭하여 진기외설眞氣外泄하면 맥은 강경強勁하게 손가락을 치기 때문에 충화沖和한 느낌을 잃어 실맥實脈이 나타날 수 있다. 《상한론傷寒論》 369조에서 "상한에 하리下痢를 매일 십여 번 하면서도, 맥은 도리어 실實한 경우는 죽는다."라고 하였다. 이때의 실맥實脈은 결코 실증實證이 아니다. 바로 위기胃氣가 쇠패衰敗한 것이니 만에 하나라도 오인하여 공벌攻伐해서는 절대로 안 된다.

충기衝氣가 상역上逆하면 맥이 실實해질 수 있다. 장석순張錫純은 "팔맥八脈은 충맥衝脈을 강綱으로 삼는다.", "위로는 위양명경胃陽明經에 예속되어 있고, 아래로는 신소음경腎少陰經에 이어진다."라고 하였다. 위허불고胃虛不固하거나 신허불섭腎虛不攝할 때 충기衝氣가 상역上逆하여 기혈氣血을 간요干擾하면, 맥이 실대實大해질 수 있다. 장씨張氏는 "맥이 현대弦大하여 누르면 유력한 것 같으나, 진짜로 유력한 것이 아니다. 이것은 비위脾胃의 진기眞氣가 외설外泄하고 충맥

衝脈의 기氣가 상역上逆하여 상부를 간요干擾하는 것이다."라고 하였다. 치료는 원기元氣를 북돋우면서 충역衝逆한 기氣를 진섭鎭攝하여야 한다.

강설

● 실맥實脈은 부중후浮中候에 상관없이 침후沈候에서 유력有力한 맥을 말합니다. 이는 침후沈候가 무력無力한 허맥虛脈과 대비되는 것이지요. 이때 침후沈候에서 맥이 대大해지는 것은 유력한 맥력脈力을 손가락으로 누르니 맥력이 압축되어 맥관이 옆으로 약간 퍼지기 때문입니다. 이 압축이라는 개념이 중요합니다. 인지부人地部까지 눌렀는데 맥력이 오히려 약화된다면 압축되는 것이 아니지요. 인지부人地部까지 눌렀는데 천부天部에 비해 맥력이 강화되어야 힘이 압축되는 것입니다. 실맥實脈의 본상本象은 침후沈候에 있습니다. 그러나 침후沈候까지 눌렀을 때 힘이 너무 세진다면 침맥류沈脈類가 될 수는 있어도 전형적인 침맥沈脈과는 구별되지요. 따라서 실맥實脈이라는 별도로 정의된 맥상이 만들어진 것입니다.

● 실맥實脈과 뇌맥牢脈의 구별에 대하여 이사무 선생은 의미가 없다고 봅니다. 손가락에서 실맥實脈과 뇌맥牢脈의 차이가 구별되지 않기 때문입니다. 이는 장맥長脈이 대大하면서 견박堅搏한 경우, 실맥實脈과의 구별이 의미 없는 것과 마찬가지입니다. 장맥長脈은 본위本位를 넘는다는 특징이 있으므로 맥상적 차이를 전혀 구별할 수 없는 것은 아니지만, 실맥實脈도 맥력이 지나치게 강하고 누르면 맥관이 커지기 때문에 느낌상 비슷하게 됩니다. 또한 병리적 의의가 동일하기 때문에 굳이 억지로 나눌 필요도 없는 것이지요. 홍맥洪脈은 천부天部가 가장 세게 뛰고 인지부人地部로 갈수록 힘이 살짝 약화됩니다. 또한 허증虛證에서 부월浮越한 경우에는 인지부人地部가 무력해지기도 합니다. 인지부人地部로 갈수록 힘이 압축되어 더 강해지는 실맥實脈과는 차이가 있는 것이지요. 실맥實脈은 실증實證만 나타냅니

다. 허증虛證에서 실맥實脈처럼 느껴지는 것은 진장맥眞臟脈이기 때문에 위신근胃神根에 차이가 있습니다. 이는 허증虛證인데도 양약 등의 영향으로 실맥實脈인 것처럼 느껴지는 것을 조심해야 하는 것과 마찬가지입니다. 반드시 인지부人地部를 기준으로 맥의 본상本象을 확인한 후 용약用藥해야 합니다. 특히 이런 상황에서는 극제劇劑를 써야 하는 경우가 많기 때문에 생사의 경계에 설 수도 있음을 반드시 유념해야 합니다.

제9장 장맥(長脈)

1. 맥상(脈象)

장맥長脈은 본래의 자리를 지나쳐 더 길게 뛰는 맥이다. 위로는 촌寸부위를 넘어가고 아래로는 척尺부위를 넘어간다. 맥체脈體가 크거나 작지 않고 맥률脈率이 빠르거나 느리지 않으면서, 위로는 촌寸부위를 넘어가고 아래로는 척尺부위를 넘어가므로, '장長'이라 이름 붙인 것이다. 상부의 맥만 장長하면 '일溢'이라 하고, 하부의 맥만 장長하면 '복覆'이라 한다. 관맥關脈의 부위는 촌寸과 척尺의 중간에 위치하여, 위는 촌寸이 되고 아래는 척尺이 되므로 본래의 자리를 지나친다고 말할 수 없다. 그러므로 관맥關脈의 부위에서는 장맥長脈이 없다.

2. 맥리(脈理)와 주병(主病)

(1) 상맥(常脈)

맥이 쭉 뻗어 장長한 것은 기혈氣血이 창성한 맥상脈象이다. 건장하고 큰 사람은 맥이 장長할 수 있다. 이것이 바로 《내경內經》에서 말한 "맥이 장長하면 기氣가 정상이다."라는 것이다.

봄의 맥은 장長할 수 있다. 봄은 양기陽氣가 승발升發하는 때로, 기氣가 펼쳐지면서 맥이 장長해질 수 있다. 간肝은 봄에 상응하고, 주된 작용은 서계舒啟이다. 그러므로 간肝의 상맥常脈은 장長할 수 있다.

평맥平脈 중의 장맥長脈은 쭉쭉 뻗고 얽매이는 것이 없어 마치 장대 끝을 든 것처럼 낭창낭창하게 움직이면서 장長하다. 《진가정안診家正眼》에서 "장長하면서 화완和緩한 것은 바로 봄의 생발生發하는 기운을 품은 것으로 건왕建旺한 징후이다."라고 하였다.

(2) 병맥(病脈)

병으로 맥이 장長해지는 경우는 장長하면서 유력有力하게 손가락을 쳐야 한다. 기혈氣血이 분충奔衝·항성亢盛하면 혈맥血脈을 고탕鼓蕩하기 때문에 맥이 장長해질 수 있다. 기혈氣血을 항성亢盛·분충奔衝하게 할 수 있는 원인으로 열사熱邪의 증박蒸迫과 기역氣逆의 항성亢盛이 있다.

① 간병에 맥이 장(長)해질 수 있다

간기肝氣가 항역亢逆할 때 기혈氣血이 이를 따라 솟구치면 맥이 박견搏堅하면서 장長해질 수 있다. 《소문素問·평인기상론편平人氣象論篇》에서 "간肝의 병맥病脈은 영실盈實하게 솟구친다. 만약 장대를 만지는 듯하면, 간肝이 병든 것이다."라고 하였다. 그 증상으로 두훈頭暈·두통·이명·목현目眩·협하창통脇下脹痛하며, 심하면 혹 동풍動風·현부眩仆 등도 나타날 수 있다.

② 양열(陽熱)이 항성(亢盛)하면 맥이 장(長)해질 수 있다

양열陽熱이 항성亢盛하면 기혈氣血을 격탕激蕩하여 혈맥血脈을 박격搏擊하기 때문에, 맥이 장長해질 수 있다.

양열陽熱이 만들어지는 것은 육기六氣가 화火로 변하거나, 오지五志가 화火로 변하거나, 기혈담식氣血痰食이 온구蘊久하여 열熱로 변하기 때문이다. 비록 맥이 모두 장長하면서 항성亢盛하더라도, 치병인자致病因子가 동일하지 않아 증상의 차이가 있으므로 임상에서는 잘 분석해야 한다.

③ 음증(陰證)에 맥이 장(長)해질 수 있다

음증陰證에 점차적으로 맥이 장長해지는 것은 정기正氣가 회복되어 음증陰證

이 양증陽證으로 바뀌면서 나으려는 징후이다. 《상한론傷寒論》 274조에서 "태음중풍太陰中風에 사지四肢가 번통煩痛하되 양맥陽脈은 미微하지만 음맥陰脈이 삽澁하면서 장長한 것은 나으려는 것이다."라고 하였다. 장맥長脈은 양맥陽脈으로 기혈氣血이 왕성한 맥이다. 그러므로 병이 나으려는 것임을 알 수 있다.

④ 정기(正氣)가 허(虛)해도 맥이 장(長)해질 수 있다

정기正氣가 허虛하면 당연히 세細, 허虛, 소小, 삽澁 등의 맥이 나타나야 하는데, 어째서 도리어 맥이 장長해지는가? 정허正虛가 중重하면 진기眞氣가 외설外泄하기 때문에 맥이 도리어 부浮, 대大, 삭數, 장長 혹은 부대견박浮大堅搏하면서 장長해질 수 있다. 이때의 장맥長脈은 누르면 당연히 무력하다. 만약 장長하면서 견박堅搏하게 손가락을 튕기는 것은 위기胃氣가 없는 것이다. 이는 진기眞氣가 외설外泄하여 나타나는 매우 허虛한 맥이다.

강설

● 장맥長脈은 본래의 촌관척寸關尺 맥위脈位를 지나쳐 더 길게 뛰는 맥입니다. 여기서 본래의 자리를 지나친다는 개념이 약간 모호할 수 있습니다. 요골동맥이라는 것 자체가 이어진 하나의 관인데, 지나쳐서 더 길게 뛴다는 개념이 성립할 수 있는지가 의문이라는 것이지요. 전에도 한번 언급한 적이 있는데, 맥관의 혈류는 둥글둥글하게 지나가는 것이 아닙니다. 아주 오래 전에 본 〈톰과 제리〉라는 만화영화가 있지요. 제리가 톰에게 호스로 물을 쏠 때, 그 호스를 따라 둥근 공 같은 물대포알이 알알이 지나가다가 결국 호스 끝을 통과하여 톰에게 쏘아집니다. 그러나 비록 그렇게 톰과 시청자의 눈에는 보일지라도, 실제로는 호스가 수도꼭지를 트는 순간 수압에 의해 약간 팽창될 수는 있어도 대포알처럼 지나가는 것은 아니지요. 심장이 박동을 하여 혈액을 뿜어낼 때도 혈류가 혈관에 둥글둥글한 덩어리를 만들면서 지나가는 것은 절대 아니지요. 그냥 동맥혈

관이 심장의 박동에 따라, 그리고 혈류의 압력에 따라 전체적으로 확장될 뿐이지요. 이는 대단히 빠른 혈류속도와도 연관이 있지요. 요골동맥 자체도 심장의 박동에 따라 이동하는 혈류가 둥글둥글하게 맥관을 만들면서 흘러가는 것이 아니지요. 결국 맥관의 확장은 맥동에 따라 혈류가 흐르는 방향과 직각으로 수평 확장이 된다는 겁니다. 그런데 왜 손가락에서는 둥글게 잡히는지, 의문이 들 수 있겠습니다. 그건 진맥을 하는 의사의 손가락이 둥글기 때문입니다. 평평한 찰흙을 손가락으로 진맥하듯이 눌렀을 때 찰흙에는 손가락 모양으로 둥근 자국이 찍히는 것이지요. 맥에서도 마찬가지입니다. 둥근 손가락 자체로 인해 손가락의 중심부에서는 더 깊게, 손가락의 좌우측에서는 좀 더 얇게 눌리는 것이지요. 여기에 동맥의 박동감과 1~2밀리미터 정도밖에 안 되는 동맥의 굵기라는 조건이 결부되면서 마치 맥동脈動이 둥글게 굴러가는 것처럼 느껴지는 것이지요.

● 맥동에 대해서 이렇게 장황하게 설명하는 이유가 있습니다. 장맥長脈의 맥상이 형성되는 이유를 이해하려면 맥동이 형성되는 과정에 대해서 정확하게 인지하고 있어야 하기 때문입니다. 일반적으로 장맥長脈을 '촌부寸部 위로, 척부尺部 아래로까지'라고 말합니다. 하지만 좀 더 세밀하게 이야기하면 촌관척 각 부위에서 손가락으로 눌렀을 때 손가락의 압력에도 굴하지 않고 손가락 좌우변의 상하로* 맥동이 분명하게 느껴지는 것이 장맥長脈입니다. 이러한 장맥長脈을 촌상寸上, 촌하寸下, 관상關上**, 관하關下, 척상尺上, 척하尺下맥이라고도 부릅니다. 장맥長脈의 맥상을 이렇게 특정하였을 경우 관부關部의 장맥長脈 유무에 대한 논란도 저절로 풀리게 됩니다. 즉, 관부關部의 위는 촌寸이고 아래는 척尺이기 때문에 관關에는 장맥長脈이 없다고 한다면, 한 줄기로 연결된 요골동맥에서 촌부寸部의 위와

---

* 上이나 혹은 下로만 長해질 수도 있다.

** 關脈을 寸口, 關上, 尺中이라고 부를 때의 關上과는 다른 개념이다.

척부尺部의 아래를 비교할 경우 촌寸과 척尺에도 마찬가지로 장맥長脈이 없어야 한다는 반론에 답을 해줄 수 있는 것이지요. 이러한 장맥長脈 개념은 임상에서 주장기主臟器 주변부에 발생한 염증이나 충혈 등의 경우에 유의성이 비교적 높습니다. 즉, 임상에서 흔히 접하는 위산 역류성 식도염의 경우, 우측 관상關上에서 관맥關脈보다도 더 성盛한 느낌의 홍활洪滑하면서 유력有力한 맥이 잡히는 경우가 많습니다. 이는 촌寸과 관關의 위치를 잘못 짚거나 기형적인 것이 아니라, 위산의 역류로 인한 식도의 염증반응이 위맥胃脈인 우관맥右關脈을 관상關上까지로 장長하게 하였기 때문이지요.

● 지삭맥遲數脈이 박동 시의 기락起落 속도로 정의될 때 육부맥六部脈으로서 의미가 더욱 강화되지요. 이와 같이 장맥長脈의 정의도 좌우 촌관척 육부맥六部脈 각각에 대한 변증적 의미를 갖추려면, 총간맥總看脈의 장맥長脈을 설정하는 것보다 육부맥六部脈의 장맥長脈을 설정하는 것이 진단의 세밀화를 위해 더욱 합리적입니다.

제10장 단맥(短脈)

1. 맥상(脈象)

단맥短脈의 특징은 맥의 양두兩頭가 짧아 촌척寸尺이 꽉 차지 않는 것이다. 관맥關脈은 척촌尺寸의 사이에 위치하므로 단맥短脈이 없다.

2. 맥리(脈理)와 주병(主病)

(1) 상맥(常脈)

가을의 상맥常脈은 부浮하면서 단삽短澁하다. 폐肺는 가을과 상응하기 때문에 폐肺의 평맥平脈도 부浮하면서 단삽短澁하다. 추기秋氣는 염숙斂肅한다. 사람도 이에 상응하여 기혈氣血을 안으로 수렴하기 때문에 혈맥血脈을 충분히 충영充盈·고탕鼓蕩하지 못하므로, 맥이 단短해질 수 있다. 이러한 경우도 평맥平脈이다.

(2) 병맥(病脈)

《소문素問·맥요정미론편脈要精微論篇》에서 "맥이 단短하면 기氣가 병든 것이다."라고 하였다. 기氣가 병들면 혈血을 이끌고 운행하여 혈맥血脈을 충영充盈·고탕鼓蕩하지 못하므로, 맥의 양두兩頭가 짧아지면서 단短해질 수 있다. 이른바 기병氣病에는 기허氣虛와 기울氣鬱 두 가지가 모두 포괄된다.

① 기허(氣虛)하면 맥이 단(短)해질 수 있다

기氣가 허虛하면 혈맥血脈을 고탕鼓蕩할 힘이 없으며, 또한 혈血을 이끌어 혈맥血脈을 충영充盈할 힘도 없기 때문에, 맥이 단短해질 수 있다. 여기서 단短은 허虛로 인해 생겼기 때문에 반드시 단短하면서 무력하다. 《상한론傷寒論》 211조에서 "발한發汗 후, 만약 다시 발한시키면 망양亡陽·섬어譫語가 나타날 수 있다. 이 경우 맥이 단短하면 죽고, 맥이 절로 화완和緩해지면 죽지 않는다."라고 하였다. 이것이 바로 양기陽氣가 허虛하여 단短해진 것이다.

② 기울(氣鬱)하면 맥이 단(短)해질 수 있다

기울氣鬱을 야기하는 원인으로는 칠정상七情傷도 가능하고, 또한 담음痰飮·식적食積·어혈瘀血·화울火鬱 등으로 인해 사기邪氣가 막아 기기氣機를 조체阻滯시켜도 맥이 단短해질 수 있다. 여기서 단短은 사실邪實에 의한 기울氣鬱 때문에 발생한 것이므로 반드시 단短하면서 유력하며, 겸하여 안정치 못한 느낌을 가지고 있다. 양인재楊仁齋는 단맥短脈이 "무력無力하면 기氣가 허虛한 것이다. 유력有力하면 기氣가 옹체壅滯된 것으로 양기陽氣가 복울伏鬱하여 펴지지 못하는 것이다."라고 하였다.

강설

● 단맥短脈도 장맥長脈에서와 마찬가지로 관부關部의 단맥短脈은 과연 없는 것인가에 대한 고민을 할 수 있습니다. 단맥短脈의 맥리脈理와 주병主病에서 볼 수 있듯이 단맥短脈의 병맥病脈은 기허氣虛하거나 기울氣鬱하는 기병氣病에 주로 나타납니다. 기허氣虛의 경우에는 힘이 없어서이고, 기울氣鬱의 경우에는 울체鬱滯되어서 맥동脈動에 특정한 맥상이 느껴진다는 것이지요. 여기서 특정한 맥상이 느껴진다고 하였는데, 과연 이것이 어떤 상황인지 고민해 볼 필요가 있습니다. 단맥短脈이 나온다고 해서 혈류가 짧게 흘러간다는 말은 절대 아닙니다. 인체의 혈류는 짧게 흘러간다는 개념 자체

가 없기 때문입니다. 만약 기허氣虛나 기울氣鬱 등에 의해 비정상적인 혈류가 형성된다는 것은 혈류의 흐름 문제가 아니고 맥동의 문제가 되겠지요. 즉, 기락起落의 변동을 의미합니다. 만약 기허氣虛로 기락起落의 힘이 부족하다면 미맥微脈·약맥弱脈을 포함해서 허맥류虛脈類가 되는 것이고, 기울氣鬱로 기락起落의 폭이 짧아졌다면 삽맥澁脈이 되는 것이지요.

● 그럼 단맥短脈은 무엇인가? 기락起落 시 손가락에 느껴지는 혈관의 길이가 짧다는 것이지요. 이때 길이가 짧다는 것이 혈류가 짧다는 말은 절대 아닙니다. 그렇게 느껴질 뿐이라는 것이지요. 장맥長脈이 진맥하는 손가락을 넘어 촌관척寸關尺 상하의 간맥間脈이 성盛하게 잡히는 것과 대비해서, 단맥短脈은 좌우 촌관척 각 부위의 맥이 손가락 전체에서 느껴지지 않고 중심부에서만 살짝 느껴진다는 것이지요. 이때 의사 손가락의 불특정 부위를 튕긴다면 긴맥緊脈이 되기 때문에 단맥短脈의 정의에 해당되지 않습니다. 물론 이 맥상이 짧게 느껴지는 부위는 천부天部의 맥상을 말하는 것이 아니고, 인지부人地部에서 나타나는 본맥本脈의 맥상 자체가 짧게 느껴진다는 것이지요. 따라서 좌우 촌관척에서 모두 단맥短脈이 나올 수 있다고 보는 것입니다.

제11장 홍맥(洪脈)

1. 맥상(脈象)

홍맥洪脈의 느낌은 부대浮大하면서 유력有力하다. 대大하다는 것이 주요한 특징이다.

홍맥洪脈을 고대에는 '구鉤'라고 칭하였다. 후세에 홍맥洪脈과 병용되다가 구맥鉤脈은 홍맥洪脈으로 점차 대체되었다. 왜 고대엔 홍맥洪脈을 구맥鉤脈이라 하였는가? 구鉤에 담긴 의미는 무엇인가? 여러 책을 두루 살펴봤지만 모두 만족할 만한 해석이 없었다. 내가 생각하기에 홍맥洪脈은 성대盛大하여 맥이 뛸 때 마치 큰 파도가 일어나는 것 같다. 파도가 일어날 때 파도의 윗부분이 마치 갈고리처럼 앞으로 굽어 있기 때문에, 옛사람들이 홍맥洪脈을 구鉤로 비유하였고, 또한 큰 파도를 홍맥洪脈에 비유한 것이 아닐까 싶다.

의가들은 대부분 '내성거쇠來盛去衰'로 홍맥洪脈을 묘사하였다. '내성來盛'은 혈맥血脈이 박기搏起할 때 그 형세가 마치 큰 파도가 일어나는 것같이 손가락 가득 도도滔滔하게 부대浮大하면서 유력有力한 것을 가리킨다. '거쇠去衰'는 이해하기 어렵다. 맥이 회락回落할 때에는 맥세脈勢가 모두 쇠衰하지, 홍맥洪脈만 그런 것이 아니다. 따라서 '거쇠去衰'는 홍맥洪脈만 가지고 있는 특징은 결코 아니다.

2. 상류맥(相類脈)

홍맥洪脈은 맥이 대大하다는 것이 주요 특징이다. 실맥實脈, 규맥芤脈, 혁맥革脈, 허맥虛脈, 산맥散脈도 모두 부대浮大할 수 있으므로 반드시 감별해야 한다.

(1) 홍맥(洪脈)과 실맥(實脈)

실맥實脈은 부중침浮中沈에서 모두 대大하면서 유력有力하다. 홍맥洪脈은 대大하면서 부浮를 겸하지만, 맥력脈力이 실맥實脈만 못하며 또한 누르면 맥력脈力이 감소된다.

(2) 홍맥(洪脈)과 허맥(虛脈)

허맥虛脈은 부대浮大하면서 무력하고 누르면 힘이 더욱 없어지며, 맥력脈力이 홍맥洪脈보다 훨씬 약하다.

(3) 홍맥(洪脈)과 산맥(散脈)

산맥散脈은 맥형脈形이 더욱 부대浮大하나 맥의 경계가 모호하여 마치 경계가 없는 것과 같고, 이리저리 떠다니듯 종잡을 수 없으며 매우 무력하다.

(4) 홍맥(洪脈)과 규맥(芤脈)

규맥芤脈도 부대浮大하지만 누르면 돌연 텅 빈 듯하다. 이는 홍맥洪脈이 유력하여 누르면 손가락 가득 도도滔滔하며 속이 빈 것 같은 느낌이 없는 것과는 같지 않다.

(5) 홍맥(洪脈)과 혁맥(革脈)

혁맥革脈도 부대浮大하다. 그 부대浮大함은 팽팽한 북가죽 같지만 탄성彈性이 부족하고 또한 누르면 속이 텅 빈 듯하다. 이는 홍맥洪脈이 부대浮大하여 박동의 폭도 크고 누르면 용솟음치는 듯한 느낌이 있는 것과는 같지 않다.

(6) 홍맥(洪脈)과 대맥(大脈)

대다수 의가들은 홍맥洪脈과 대맥大脈을 같은 맥이라고 여겨 홍맥洪脈을 대맥大脈이라고 하였다. 내가 생각하기에 대맥大脈은 그 맥체脈體가 활대闊大하면서 유력有力한 것을 강조하였지, 맥위脈位의 부침浮沈을 강조하지는 않는다. 홍맥洪脈은 부浮를 겸하고 맥의 박동폭도 크며 맥이 유력하긴 하지만 비교적 유화柔和하여 대맥大脈의 맥력脈力이 강한 것과는 같지 않기 때문에, 홍맥洪脈과 대맥大脈을 구분하는 것이 타당하다.

3. 맥리(脈理)와 주병(主病)

(1) 상맥(常脈)

여름과 심心의 상맥常脈은 홍洪해야 한다. 여름엔 양기陽氣가 왕성하여 기혈氣血이 밖으로 용성涌盛하기 때문에 혈맥血脈을 고탕鼓蕩·충영充盈하여 맥이 홍洪해진다. 심心은 화火를 주관하며, 여름과 상응하므로 심맥心脈도 홍洪하다. 《소문素問·왕기진장론편王機眞臟論篇》에 "하맥夏脈은 심心이고 남방南方의 화火이며 만물이 성장盛長하는 이유이다. 그러므로 그 기氣가 내성거쇠來盛去衰한다. 때문에 구鉤라고 한다."라고 하였다.

(2) 병맥(病脈)

① 열(熱)이 성(盛)하면 맥이 홍(洪)해질 수 있다

외사外邪가 안으로 침입하면 열熱로 변할 수 있다. 오지五志도 화火로 변할 수 있다. 담痰, 습濕, 식적食積, 어혈瘀血이 온구蘊久하면 열熱로 변할 수 있다. 만약 열熱이 왕성해져 기혈氣血을 증박蒸迫하면 맥의 흐름이 빨라져서 혈맥血脈을 고격鼓擊하기 때문에, 맥이 홍洪해질 수 있다. 증상으로는 장열壯熱, 번갈煩渴, 대한大汗하며 혹 출혈, 창양瘡瘍 등이 나타날 수 있다. 《난경難經·14난十四難》에서 "맥이 홍대洪大한 경우에는 번만煩滿으로 괴로워한다."라고 하였다. 《상한론傷寒論》 26조에서 "계지탕桂枝湯을 복용하여 땀을 많이 흘린 뒤에 대번갈大煩渴이 풀리지 않고, 맥이 홍대洪大한 경우에는 백호가인삼탕白虎加人參

湯을 위주로 치료한다."라고 하였다. 《금궤요략金匱要略·창옹장옹침음편瘡癰腸癰浸淫篇》에서 "맥이 홍삭洪數한 경우에는 농膿이 이미 생긴 것이니 하법下法을 써서는 안 된다. 대황목단탕大黃牡丹湯을 위주로 치료한다."라고 하였다.

② 기(氣)가 허(虛)해도 맥이 홍(洪)해질 수 있다

음식의 무절제와 지나친 과로는 비脾를 손상시킨다. 비위脾胃의 기氣가 약해지고 정기正氣가 허쇠虛衰해지면 음화陰火가 안에서 치성熾盛하여 기혈氣血을 고탕鼓蕩하기 때문에, 맥이 홍洪해진다. 《비위론脾胃論》에서 "비증脾證이 처음 생기면 호흡을 헐떡이면서 가쁘게 하고, 몸에 번열煩熱이 나며, 맥이 홍대洪大하면서 두통이 있다."라고 하였다. 이때의 홍洪은 허虛해서 생긴 것이다. 그러므로 침취沈取하면 무력無力하다. 치료는 감온제대열법甘溫除大熱法을 쓴다.

③ 음(陰)이 허(虛)해도 맥이 홍(洪)해질 수 있다

음허陰虛로 내수內守하지 못해 양기陽氣가 밖으로 부월浮越하면, 맥이 홍洪해질 수 있다. 혹 음기陰氣가 하부에서 학갈涸竭되어 양기陽氣가 상부로 부월浮越하면, 양맥陽脈은 홍대洪大하고 음맥陰脈은 침세沈細해질 수 있다. 음허양부陰虛陽浮한 경우에는 혀가 광강光絳하며 태苔가 없다.

④ 음한(陰寒)이 내성(內盛)해도 맥이 홍(洪)해질 수 있다

양기陽氣가 쇠미衰微하여 음한陰寒이 내성內盛하면 밖으로 격양格陽하기 때문에, 맥이 홍洪해질 수 있다. 이때의 홍洪은 반드시 침취沈取하면 무력無力하며, 설질舌質은 담반淡胖하다.

⑤ 회충이 요동해도 맥이 홍(洪)해질 수 있다

회충이 기혈氣血을 요동시켜 기혈氣血이 역란逆亂되면 맥도 홍洪해질 수 있다. 《금궤요략金匱要略·부궐수지비종전근음호산회충편趺蹶手指臂腫轉筋陰狐疝蛔蟲篇》에서 충蟲 때문에 생긴 복통은 "그 맥이 침沈하거나 현弦해야 하는데 도리어 홍대洪大한 것은 회충이 있기 때문이다."라고 하였다.

《소문素問·맥요정미론편脈要精微論篇》에서 "맥이 대大하면 병이 진행되는 것이다."라고 하였다. 단계丹溪는 "대大는 홍洪의 별명이다."라고 하였다. 신병新病에 맥이 대大하면서 유력有力한 것은 사기邪氣가 성盛한 것이고, 구병久病에 맥이 대大하면서 무력無力한 것은 진기眞氣가 외설外泄하는 것이다. 모두 병세病勢가 더욱더 악화惡化되는 것이기 때문에 '병이 진행된다'고 한 것이다.

강설

● 홍맥洪脈의 특징은 맥의 박동폭이 크다는 것입니다. 이것은 맥체가 큰 대맥大脈과 다른 이야기입니다. 물론 맥체도 크고 박동폭도 클 경우에 홍대맥洪大脈이라고 할 수는 있습니다. 그러나 맥체가 큰 것이 홍맥洪脈의 필수조건은 아닙니다. 이는 박동폭이 큰 것이 대맥大脈의 필수조건이 되지 않는 것과 일맥상통합니다. 맥체는 가늘어도 박동폭이 큰 홍맥洪脈이 있다는 것이지요. 다만 이러한 홍맥洪脈과 대맥大脈의 정의에 대한 차이를 고려하지 않고 이를 혼용하여 쓴 경우도 있기 때문에, 홍맥洪脈과 대맥大脈의 공통점과 차이점을 염두에 두고 있어야 하는 것입니다. 홍맥洪脈의 특징 중의 하나인 '내성거쇠來盛去衰'의 경우 큰 파도가 일어나는 것을 취상한 '내성來盛'은 별 문제가 되지 않으나, 모든 맥에서 회락回落 시 발생하는 '거쇠去衰'에 대해서는 회의적입니다. 그러나 여기서 '거쇠去衰'라고 한 것은 그만큼 '내성來盛'을 강조한 것일 뿐입니다. 기락起落의 폭이 클수록 '내성來盛'과 '거쇠去衰'의 차이가 두드러진다는 것이지요.

● 홍맥洪脈은 천부天部의 맥력脈力이 가장 강하나, 실맥實脈은 천부天部의 맥력이 강할 수는 있어도 인지부人地部의 맥력보다 더 강할 수는 없습니다. 홍맥洪脈이 비록 인지부人地部의 맥력이 천부天部보다 약하다고 하나, 인지

부人地部가 무력無力한 것은 아닙니다. 만약 인지부人地部가 무력한 홍맥洪脈인 경우는 허맥류虛脈類가 홍맥洪脈으로 겸맥兼脈 혹은 변맥變脈을 이룬 것이지요. 홍맥洪脈과 산맥散脈이 모두 부위浮位에서 크게 잡히지만, 산맥散脈은 맥체가 너무 커져서 박동폭 자체가 제대로 구별되지 않는 맥입니다. 때문에 맥관의 긴장감이 거의 없어서 홍맥洪脈과 달리 맥관의 경계가 모호해진 맥입니다. 이는 맥동폭이 거의 없는 정맥혈관의 경계를 손으로 구분하기 힘든 것과 같은 이유입니다. 규맥芤脈과 혁맥革脈은 홍이무력洪而無力한 맥에 현맥弦脈이 깃든 것으로, 인지부人地部의 맥관 양변兩邊이 두드러지게 느껴지는 맥입니다.

● 홍맥洪脈의 유무력有無力을 논할 때는 천부天部를 말하는 것이 아니고 인지부人地部를 말하는 것임을 반드시 주지하고 있어야 합니다. 즉, 무력無力한 홍맥洪脈은 허증虛證 상태에서 부월浮越하여 박동폭이 커진 것이고, 유력有力한 홍맥洪脈은 실증實證 상태에서 대사가 항진되어 박동폭이 커진 것이지요. 인체의 구성요소인 기혈음양氣血陰陽의 허실虛實에 따라 모두 박동폭이 커지는 홍맥洪脈을 야기할 수 있다는 것입니다. 따라서 홍맥洪脈을 실증實證으로만 보아서는 곤란합니다. 오히려 한의원에서 접하는 홍맥洪脈은 실증實證보다 허증虛證이 더 많은 것 같습니다. 다만 무력無力한 홍맥洪脈일지라도 유력有力한 활맥滑脈이 겸해 있을 경우에는 구별이 모호할 수도 있습니다. 따라서 반드시 환자의 병증과 결부하여 종합적으로 분석하여야 하는 것이지요.

제12장 미맥(微脈)

1. 맥상(脈象)

미맥微脈은 부취浮取할 때 나타나며 극히 세細하면서 무력無力하다. 마치 국 위에 떠 있는 고기기름과 같아 누르면 끊어지려고 하며 있는 듯 없는 듯하다. 의서 중 복합맥復合脈에서 '미微'라고 말하는 것은 대부분 미맥微脈을 가리키는 것이 아니라, "조금", "약간" 등의 의미를 가지고 있는 부사로, 이때는 미맥微脈으로 보지 않는다. 《소문素問·평인기상론편平人氣象論篇》에서 "장하長夏에 위맥胃脈이 미연微軟한 것은 정상이다."라고 했을 때도 '약간 연약하다'는 의미이다. 그런데 만약 이때의 '미微'를 미맥微脈으로 본다면, 맥이 미微하면서 연軟하다는 것이 된다. 이는 위기胃氣가 쇠衰한 것으로 평맥平脈일 수 없는 것이다.

2. 상류맥(相類脈)

미맥微脈은 부세浮細하면서 무력하다. 세맥細脈, 약맥弱脈, 유맥濡脈과 비슷하므로 반드시 감별해야 한다.

(1) 미맥(微脈)과 약맥(弱脈)

두 맥이 모두 극히 세細하면서 무력하지만, 맥위脈位가 다르다. 미맥微脈은 부위浮位에서 나타나고, 약맥弱脈은 침위沈位에서 나타난다.

(2) 미맥(微脈)과 세맥(細脈)

두 맥이 모두 세細하지만, 미맥微脈이 세맥細脈에 비해 더욱 세細하다. 세맥細脈은 맥위脈位·맥력脈力에 중점이 있는 것이 아니라, 단지 맥체脈體가 세細하기만 하면 세맥細脈인 것이다. 미맥微脈은 비록 세細하긴 하지만 맥위脈位가 반드시 부위浮位이고, 맥력脈力이 반드시 무력無力하여 누르면 끊어질 것 같아야 한다.

(3) 미맥(微脈)과 유맥(濡脈)

유맥濡脈의 특징에 대해 모두들 부浮하면서 유세柔細하다고 한다. 물론 나는 이런 견해에 동의하지 않는다. 유濡는 바로 연軟이기 때문에 맥위脈位, 맥체脈體, 지수至數 등에 모두 특별한 제한이 없이, 다만 맥에 유연柔軟한 느낌이 있다면 유맥濡脈인 것이다. 만약 부浮하면서 유세柔細한 것을 유맥濡脈이라고 칭한다면, 미맥微脈과의 구분이 비교적 어렵다. 고작 미맥微脈이 유맥濡脈보다 더욱 세細하고 무력하다는 것뿐이니, 실제로는 같은 맥으로 보게 되는 것이다.

3. 맥리(脈理)와 주병(主病)

맥의 박동은 음혈陰血의 충영充盈과 양기陽氣의 고동鼓動에 의존한다. 기혈氣血이 모두 쇠퇴하여 맥이 혈血의 충영充盈을 받지 못하면, 맥이 세細해질 수 있다. 또한 양기陽氣의 고탕鼓蕩을 받지 못하면 무력無力해질 수 있다. 혈血이 허虛해지면 내수內守하지 못하고, 기氣가 허虛해지면 제자리를 고수固守하지 못하여 외월外越한다. 그러므로 맥이 부浮해질 수 있다. 이때에 부세무력浮細無力하고 누르면 끊어지려고 하는 미맥微脈이 형성될 수 있는 것이다. 《맥학천미脈學闡微》에서 "미맥微脈은 기혈氣血이 부족不足하고 양기陽氣가 쇠미衰微한 것이다."라고 하였다.

(1) 기혈(氣血)이 쇠약하면 맥이 미(微)해질 수 있다

기혈氣血이 약하면 혈맥血脈을 충영充盈·고탕鼓蕩할 힘이 없기 때문에 맥이

미微해질 수 있다. 《금궤요략金匱要略·수기하리편水氣下利篇》에서 "맥이 미微하면 위기胃氣가 없는 것이다."라고 하였다. 《금궤요략·구토얼하리편嘔吐噦下利篇》에서는 "맥이 미微하면 기氣가 없는 것이다."라고 하였다.

⑵ 양기(陽氣)가 허쇠(虛衰)면 맥이 미(微)해질 수 있다

양기陽氣가 허쇠虛衰하여 혈맥血脈을 고탕鼓蕩할 힘이 없으면, 맥도 미微해질 수 있다. 증상은 외한畏寒, 지궐肢厥, 위미萎靡, 기와嗜臥, 토리吐利, 창만脹滿 등이 나타나며 소음병편少陰病篇 중에서 자주 볼 수 있다. 《상한론傷寒論》 281조에서 "소음병少陰病은 맥이 미세하고 자려고만 한다."라고 하였다. 《상한론》 286조에서는 "소음병少陰病에 맥이 미微할 때 발한發汗하면 안 되는 것은 망양亡陽 때문이다."라고 하였다.

⑶ 사기(邪氣)는 없어졌으나 정기(正氣)가 아직 회복되기 않았다면 맥이 미(微)할 수 있다

구병久病에 맥이 미微한 경우에는 일괄 허증虛證으로 보고 치료한다. 신병新病에 사기邪氣는 없어졌으나 정허正虛가 아직 회복되지 않아 맥이 미微한 것은 나으려는 조짐이다. 예를 들어 《상한론》 287조에서 "소음병少陰病에 맥이 긴緊하다가 7~8일이 되어 절로 하리下利하면서 맥이 갑자기 미微해졌을 때, 수족이 도리어 따뜻하고 긴緊했던 맥이 오히려 없어졌다면 나으려는 것이다. 비록 번煩과 하리下利가 있더라도 반드시 저절로 낫는다."라고 하였다. 《상한론》 254조에서는 "양맥陽脈이 미微하면서 땀이 약간 나는 것은 저절로 나으려는 것이다."라고 하였다. 《금궤요략·구토얼하리편嘔吐噦下利篇》에서 "맥이 미微하면서 약간 삭數한 것은 병이 저절로 나으려는 것이다. 발열하더라도 죽지 않는다."라고 하였다. 물론 여기에서 말한 맥미脈微가 모두 부세浮細하면서 무력無力한 미맥微脈인 것은 아니다. 맥이 화완和緩하거나 완약緩弱하면서 무력無力한 맥을 가리킨 것일 수도 있다. 이는 모두 사기邪氣는 없어졌으나 정기正氣가 미처 회복되지 않은 상태로 병이 나으려는 징조이다.

(4) 미맥(微脈)을 실증(實證)으로 분석하는 것에 대하여

《금궤요략·복만한산숙식편腹滿寒疝宿食篇》에서 "촌구맥寸口脈이 부浮하면서 대大하되 누르면 도리어 삽澁하고 척중尺中도 미微하면서 삽澁하므로, 숙식宿食이 있다는 것을 알 수 있다. 대승기탕大承氣湯을 위주로 치료한다."라고 하였다. 맥이 미微한데도 도리어 대승기탕大承氣湯을 썼으니, 여기에서 미微는 사기邪氣가 막았기 때문임을 의심할 필요도 없을 것 같다. 《맥리구진脈理求眞》에서도 "통증이 극심하면 맥이 막혀서 침복沈伏하게 나타난다. 얼굴에 열색熱色이 있으면 사기邪氣가 아직 풀리지 않은 것이다. 음양이 모두 정체되어 사기邪氣가 전해지지 못하면 맥이 모두 미微하게 나타난다. 만약 여기의 미微를 허상虛象으로 보아 공발攻發하지 않는다면, 사기邪氣가 막힌 것을 어찌 통하게 할 수 있겠는가?"라고 하였다. 여기에서 미맥微脈이 사실邪實을 나타낸다고 하였지만, 나는 그렇지 않다고 생각한다. 상술한 미맥微脈은 침취沈取할 때에 나타났으므로, 실제로는 침복沈伏한 맥이거나 침삽沈澁한 맥이지 결코 부세浮細하면서 무력한 미맥微脈이 아니다. 경악景岳은 미맥微脈을 "반드시 일괄 허증虛證으로 보고 치료해야 한다."라고 하였으니, 참으로 뛰어난 견해이다.

강설

● 미맥微脈과 약맥弱脈은 허맥虛脈과 다릅니다. 기혈음양의 허증虛證으로 인해 인지부人地部의 맥력脈力이 무력無力해지는 허맥虛脈에는 정도의 차이가 있을 수 있습니다. 그러나 절대적 양허陽虛를 상징하는 미맥微脈과 약맥弱脈의 경우에는 급히 부자류附子類나 독삼탕獨參湯 등을 써서 회양回陽하지 않으면 안 되는 상황으로, 심장의 박동 자체가 미약한 것이기 때문에 극히 무력한 맥상을 나타내는 것입니다. 비록 현대에는 서양의학의 생명유지 장치가 있어서 어느 정도 시간을 벌 수 있지만, 이런 것이 없었던 과거에는 삶을 장담하지 못하는 생사지경生死之境의 상황이지요. 미맥微脈과 약맥弱脈은 맥위脈位에 있어서 부침浮沈의 차이만 가지고 있지 그 변증적 의

의는 같습니다. 약맥弱脈은 맥관이 수축하기 때문에 침세沈細하면서 극히 무력無力한 것이고, 미맥微脈은 맥관이 부월浮越하여 확장되었지만 박동할 힘이 거의 없기 때문에 의사의 손가락에서 부浮하면서도 극히 가늘게 느껴지는 맥입니다. 그러므로 미맥微脈은 맥관 자체가 세맥細脈처럼 가는 것은 아닙니다.

● 유맥濡脈을 부浮하면서 유세柔細하다고 하면 머리가 아닌 손가락으로 미맥微脈과 유맥濡脈의 차이를 구별할 수 없기 때문에, 이사무 선생은 유맥濡脈을 부드럽다는 연맥軟脈으로 한정 지었습니다. 간혹 의서에서 실증實證인데도 '미微'라고 표현한 대목이 있는데, 이때의 '미微'는 '조금', '약간'을 뜻하는 부사이거나 혹은 맥이 침복沈伏·침삽沈澁하기 때문에 일반적인 맥상과 비교하여 맥이 제대로 느껴지지 않는다는 표현일 뿐입니다. 미맥微脈은 절대적인 양허陽虛를 나타내기 때문에 실증實證이 있을 수 없습니다.

제13장 긴맥(緊脈)

1. 맥상(脈象)

긴맥緊脈의 주요 특징은 좌우로 손가락의 일정 부위에 구애받지 않으면서 튕기는 것이다. 이러한 특징을 옛사람들은 "전삭轉索", "절승切繩", "인비선紉箄線"이라고 비유하였다.

이른바 '전삭轉索'은, 맥의 박동이 밧줄을 공중에 돌리면서 앞줄이 길어지게 풀 때와 같이 좌우로 손가락의 불특정 부위를 튕기는 것을 가리킨다. 밧줄은 여러 가닥의 줄을 꼬아서 하나로 만드는 것이기 때문에 꽈배기처럼 울퉁불퉁하다. 밧줄을 잡고 공중에 돌리면서 앞줄을 좀 더 길어지게 풀 때, 울퉁불퉁한 것이 번갈아가며 손바닥에서 지나가게 된다. 불룩 튀어나온 곳이 맥의 좌측에서 움직이면 좌측에서 손가락을 튕기고, 불룩 튀어나온 곳이 맥의 우측에서 움직이면 우측에서 손가락을 튕기는 것이다. 맥을 짚을 적에 이렇게 맥이 좌우로 손가락을 튕기며 불특정한 곳에서 박동한다. 마치 하나의 삭맥數脈이 절맥하는 손가락이 닿은 지첨指尖의 한곳을 치고, 또 다른 삭맥數脈이 절맥하는 손가락이 닿은 좀 더 손바닥 쪽의 한곳을 치는 것과 비슷하다. 좌우로 번갈아가며 손가락을 튕기는 느낌이 있기 때문에 옛사람들은 "절승切繩", "전삭轉索", "좌우탄지左右彈指"라고 비유하였다. "인비선紉箄線과 같다"는 것은 죽비竹箄를 종횡으로 교착交錯시켜 짜기 때문에 울퉁불퉁하여 고르지 않고 손으로 더듬으면 나오고 들어간 것이 번갈아가며 느껴진다. 이것이 또한 밧줄을 돌릴 때처럼 불특정한 부위에서 느껴지는 것과 유사하다. 여러 비유 중 전삭轉索으로 긴맥緊脈의 형상을 비유한 것이 가장 적절하다.

긴맥緊脈의 맥위脈位는 일정하지 않아 부위浮位에서도 나타날 수 있고 침위沈位에서도 나타날 수 있다. 맥박수는 느리기도 하고 빠르기도 하다. 긴緊은 구속된 형상이기 때문에 맥체脈體가 일반적으로 크지 않으며 오히려 세細한 편이다. 맥력脈力은 강할 수도 있고 약할 수도 있다. 이는 허실虛實이 달라 차이가 나는 것이다. 맥상脈象이 밧줄을 돌리는 것 같기 때문에, 맥은 대부분 길며 짧지 않다.

2. 맥리(脈理)와 주병(主病)

긴맥緊脈은 구급拘急(긴장)·염속斂束(수렴)하는 느낌이다. 맥의 조화調和·창달暢達과 정상적인 박동은 기혈氣血의 조화와 창달에서 결정된다. 기혈氣血이 한사寒邪에 속박되거나 사기邪氣에 막혀 조화·창달할 수 없으면, 맥은 양기陽氣의 온후溫煦·고탕鼓蕩과 음혈陰血의 충영充盈·유양濡養을 잃게 되기 때문에, 맥이 구급拘急(긴장)·염속斂束(수렴)하면서 긴상緊象을 나타낼 수 있다. 만약 양기陽氣와 음혈陰血이 부족不足해서 온양溫養하고 유윤濡潤할 힘이 없으면, 맥도 구급拘急하면서 긴緊해질 수 있다. 둘 중 한 경우는 허虛하고 한 경우는 실實하므로, 침취沈取했을 때의 유력有力과 무력無力으로 구분해야 한다.

(1) 긴맥(緊脈)은 한(寒)을 나타낼 수 있다

긴緊은 한寒으로 인해 수인收引하는 형상이다. 한寒의 성질은 응읍凝泣·수인收引이므로, 맥도 구급拘急하면서 긴緊하여 좌우로 손가락을 튕길 수 있는 것이다. 한사寒邪가 표表에 침입하면 기표肌表의 경맥經脈과 기혈氣血이 창달暢達하지 못하기 때문에 통하지 못하면서 두신통頭身痛이 발생할 수 있다. 한사寒邪가 리裏에 침입하면 리裏의 경맥經脈·기혈氣血이 창달暢達하지 못하기 때문에, 경맥經脈이 구급拘急·수인收引하면서 흉복통胸腹痛이 발생할 수 있다.

(2) 긴맥(緊脈)은 사조(邪阻)를 나타낼 수 있다

기혈氣血이 사기邪氣에 막혀 맥이 양기陽氣의 온후溫煦·고탕鼓蕩과 음혈陰血의 충영充盈·유양濡養을 잃어도 구급拘急하면서 긴緊해질 수 있다. 《상한론傷寒論》 355조에서 "환자가 수족궐랭하면서 맥이 갑자기 긴緊해진 것은 사기邪氣가 흉중胸中에 결체結滯된 것이다. ……토하게 해야 한다. 과체산瓜蒂散이 적합하다."라고 하였다. 이것은 사기邪氣가 기기氣機를 막아 맥이 양기陽氣의 온후溫煦를 받지 못하면서 갑자기 긴緊해진 것이며, 양기陽氣가 손발 끝까지 이르지 못하여 수족궐랭한 것이다. 과체산瓜蒂散으로 사기邪氣를 토해 내서 옹색壅塞을 제거함으로써 기기氣機를 창달暢達하게 하면, 양기陽氣가 부포敷布되면서 맥이 긴緊한 것은 절로 풀리게 되며 수족궐랭도 절로 낫게 된다.

① 숙식(宿食)이 기기(氣機)를 막으면 맥이 긴(緊)해질 수 있다

《금궤요략金匱要略·복만한산숙식편腹滿寒疝宿食篇》에서 "맥이 긴緊하여 마치 밧줄을 돌리는 것처럼 불특정한 부위에서 느껴지는 것은 숙식宿食이 있는 것이다."라고 하였다. 또한 "맥이 긴緊하면서 두통과 오풍한惡風寒이 있는 것은 뱃속에 소화되지 않은 숙식宿食이 있는 것이다."라고 하였다. 이것은 숙식宿食이 기기氣機를 막아 경맥經脈이 양기陽氣의 온후溫煦와 고탕鼓蕩을 받지 못하기 때문에 구급拘急하면서 긴緊해진 것이다. 두통풍한頭痛風寒은 풍한風寒이 침입한 것이 아니라 숙식宿食이 소화되지 못하여 기기氣機를 울체鬱滯했기 때문에 양기陽氣가 상승하지 못하면서 머리가 아픈 것이다. 증상은 마치 풍한風寒 때문에 생긴 것 같지만 실은 식적食積으로 인한 유사상한類似傷寒이다.

똑같이 식적食積 때문인데, 왜 맥이 활滑할 수도 있고 긴緊할 수도 있으며, 삽澁할 수도 있고 복伏할 수도 있는 것인가? 모두 식적食積이 막고 있는 정도가 다르기 때문이다. 막고 있는 정도가 가벼운 경우에는 기혈氣血이 그래도 통달通達할 수 있기 때문에, 숙식宿食이 막고 있더라도 파란波瀾을 일으키면서 맥이 활滑해진다. 만약 막고 있는 정도가 심한 경우에는 경맥經脈이 양기陽氣의 온후溫煦와 음혈陰血의 유양濡養을 받지 못하기 때문에, 맥이 구급拘急하면서 긴緊해진다. 만약 막고 있는 정도가 더욱 심각하면, 맥이 삽澁할 수도 복伏할 수도 있으며 심지어 궐厥할 수도 있다.

② 음탁(陰濁)이 막으면 맥이 긴(緊)해질 수 있다

《금궤요략·복만한산숙식편腹滿寒疝宿食篇》에서 "맥이 긴대緊大하면서 지遲한 경우는 반드시 심하心下가 견경堅硬하다. 맥이 대大하면서 긴緊한 경우는 양陽 중에 음陰이 있는 것이니 사하瀉下해도 된다."라고 하였다. 《금궤요략·담음해수편痰飮咳嗽篇》에서는 "격간膈間에 지음支飮이 있는 사람은 천만喘滿, 심하비견心下痞堅, 면색려흑面色黧黑하며 맥이 침긴沈緊하다."라고 하였다. 음탁陰濁이 양기陽氣를 막아 경맥經脈이 양기陽氣의 온후溫煦와 고탕鼓蕩을 받지 못하기 때문에, 맥이 긴緊해진 것이다. 음탁陰濁을 사하瀉下하여 양기陽氣가 잘 퍼지게 되면, 맥이 긴緊한 것은 절로 풀리게 된다.

③ 열(熱)이 뭉쳐 기기(氣機)를 막아도 맥이 긴(緊)해질 수 있다

《상한론》 221조에서 "양명병陽明病에 맥이 부浮하면서 긴緊하며, 인조구고咽燥口苦하고 복만腹滿하면서 천喘하며, 발열한출發熱汗出하고 오한惡寒하지 않으면서 도리어 오열惡熱하며 신중身重하다."라고 하였다. 한결같이 양명陽明의 열결증熱結證인데도 맥은 도리어 긴緊하다. 이것은 열결熱結이 기기氣機를 막았기 때문에 기혈氣血이 속박을 받아 안정되지 못하고 좌충우돌하면서 좌우로 손가락을 튕기는 긴맥緊脈을 형성한 것이다. 또 《상한론》 135조에서는 "결흉結胸의 열실증熱實證에 맥이 침沈하면서 긴緊하다."라고 하였다. 중경仲景은 열실熱實이 맥을 긴緊하게 할 수 있다고 명확히 지적하였다. 때문에 긴맥緊脈이 또한 열결熱結을 나타낼 수 있음을 알 수 있다.

(3) 긴맥(緊脈)은 허증(虛證)을 나타낼 수도 있다

① 망양(亡陽)에도 맥이 긴(緊)해질 수 있다

양기陽氣가 허虛하여 음한陰寒이 내성內盛하면 경맥經脈이 구급拘急하면서 맥이 긴緊해질 수 있다. 《상한론》 283조에서 "환자의 음양맥陰陽脈이 다 긴緊하되, 도리어 땀이 나는 것은 망양亡陽이다. 이것은 소음병少陰病에 속한다."라고 하였다. 또한 《상한론》 67조에서는 "상한에 토법吐法이나 하법下法을 쓴 후 심하心下가 역만逆滿하고 기氣가 흉부胸部로 상충上衝하며 일어서면 두훈頭暈하고 맥이 침긴沈緊할 때 발한發汗시키면, 경맥經脈이 동動하여 몸을 덜덜 떨게 된다. 복령계지백출감초탕茯苓桂枝白朮甘草湯을 위주로 치료한다."라고 하였다. 이것도 양기陽氣가 허虛하기 때문에 수음水飮이 위로 넘쳐 맥이 긴緊해진 것이다.

② 망혈(亡血)에도 맥이 긴(緊)해질 수 있다

음혈陰血이 허虛하여 경맥經脈을 유양濡養할 수 없으면 경맥經脈이 구긴拘緊하면서 맥이 긴緊해질 수 있다. 《상한론》 86조에서 "평소 코피를 잘 흘리는 환자는 발한發汗시키면 안 된다. 땀을 내면 이마 주위가 반드시 꺼지고 맥이 급긴急緊하며 직시直視하면서 눈을 깜박이지 못하고 잠들지 못하게 된다."라고 하였다.

긴맥緊脈을 모두 정경挺勁, 유력有力, 현강弦強하다고들 말한다. 만약 사기邪氣가 실實하거나 한기寒氣가 성盛해서 그런 것이라면 진실로 정경挺勁, 유력有力, 현강弦強할 수 있다. 그러나 양허陽虛로 음성陰盛하거나, 정기正氣가 허쇠虛衰하여 망양亡陽에 이른 경우에는 맥이 긴緊하면서 무력無力하다. 그러므로 일괄적으로 긴맥緊脈을 정경挺勁·현강弦強하다고 해서는 안 된다.

강설

● 긴맥緊脈의 정의는 의사의 손가락을 맥관이 치는 것입니다. 대부분의 맥들이 누를 때 손가락을 미는 것과는 차이가 있지요. 맥관이 손가락을 치는 이유는 맥관벽의 긴장도가 정도 이상으로 증가하였기 때문입니다. 이는 태극권에서 말하는 긴주緊湊와 같은 원리지요. 긴주緊湊라는 것은 방송放鬆이라는 이완의 상황과 달리 긴장이 극대화되어 압축된 상황을 말합

니다. 따라서 매우 짧은 움직임으로도 탄두彈抖의 토대를 마련할 수 있게 된다고 합니다. 맥에서도 이렇게 긴주緊湊되기 때문에 대단히 짧은 맥의 박동폭일지라도 긴주緊湊와 탄두彈抖를 나타내는 것이지요. 이때 압축이 심하면 심할수록 손가락을 때리는 힘이 커지는 것이지요. 이러한 긴주緊湊에 의한 탄두彈抖는 맥관이 긴주緊湊된 방향에 따라 압축이 풀리는 부분에서 탄彈이 형성되기 때문에 손가락의 고정된 부위를 때리지 않습니다. 그러므로 손가락에서는 살짝 전후좌우 여기저기 불규칙한 부위를 때리는 것처럼 느껴집니다. 이러한 맥상적 특징을 설명하기 위해 "절승切繩", "전삭轉索", "좌우탄지左右彈指" 등의 용어를 든 것이지요.

● 맥관의 긴장은 현맥弦脈이 대표적입니다. 이 현맥弦脈에 압축(수축)이라는 긴주緊湊가 결부되면, 긴맥緊脈이 되는 것이지요. 간혹 임상에서 보면 현맥弦脈보다 긴장도가 더 심한데, 손가락을 때리지는 않고 다만 "^"처럼 뾰족하게 느껴지는 맥이 있습니다. 이는 활맥滑脈이 있는 상황에서 맥관벽의 긴장이 증가되어 활맥滑脈의 둥근 느낌이 "^"으로 바뀐 것입니다. 때문에 인지부人地部를 눌러보면 활맥滑脈이 완연한 것을 알 수 있습니다. 이러한 맥은 긴장도가 현맥弦脈보다 심하지만 긴맥緊脈이 될 정도의 긴주緊湊가 형성된 것은 아닌 상황입니다. 그러나 현맥弦脈, 긴맥緊脈과 병리적 의의가 유사하고 실제 임상에서 긴맥緊脈보다 더 자주 나타나기 때문에, 별도로 구맥拘脈이라 명명하기도 합니다. 이러한 구맥拘脈은 현맥弦脈과 긴맥緊脈의 사이에 위치한, 활맥滑脈의 변맥變脈이라고 보시면 됩니다.

● 긴주緊湊가 힘의 압축이라고 하였습니다. 이 압축은 긴장에 의해서 형성되지요. 그러므로 맥이 긴緊해졌다는 것은 긴장과 압축(수축)이 커졌다는 것을 의미합니다. 이러한 긴장과 압축은 일반적으로 칠정七情의 기체氣滯, 한寒, 통痛에 의해서 발생합니다. 그러나 주병主病에서 보듯이 숙식宿食(식적食積), 음탁陰濁(담음痰飮), 열성熱盛(화울火鬱)은 물론 어혈瘀血과 기혈

음양의 허증虛證에서도 나타날 수 있습니다. 인지부人地部의 유무력有無力을 반드시 확인해서 허실虛實을 구분하고 병증과 결합하여 병리를 파악한 후 용약用藥을 해야 하는 것이지요.

제14장 완맥(緩脈)

1. 맥상(脈象)

완맥緩脈의 맥상脈象은 부浮하거나 침沈하지도 않고, 크거나 작지도 않으며, 빠르거나 느리지도 않고, 강하거나 약하지도 않다. 왕래往來가 고르고 조화롭게 흘러간다. 그 느낌은 마치 가벼운 바람이 버드나무 가지에 불면 잔가지들이 살짝 풀어져 하늘거리는 것과 같다.

의가들은 모두 "네 번 뛰는 것이 완緩이다."라고들 하였지만, 나는 반드시 그런 것은 아니라고 생각한다. 완맥緩脈은 중점이 맥상脈象에 있지 맥이 뛰는 횟수에 있지 않다. 즉, 맥이 뛰는 횟수가 조금 빠르거나 조금 느리더라도 그 맥상脈象이 살짝 풀어져 화완和緩하다면 완맥緩脈인 것이다. 만약 여유로운 느낌이 사라진다면 비록 네 번 뛰더라도 완맥緩脈이 아닌 것이다.

2. 맥리(脈理)와 주병(主病)

(1) 평맥(平脈)

정기正氣가 충패充沛하여 기혈氣血이 조화롭게 창달暢達되면, 맥은 서완舒緩하다. 이것은 위기胃氣가 있고 신神이 있다는 표현이니 상맥常脈에 속한다.《소문素問·평인기상론편平人氣象論篇》에서 "비脾의 평맥平脈은 화유和柔가 완연하다. 마치 닭이 안정적으로 땅을 디디고 있는 것과 같으면, 비脾가 무탈하다고 할 수 있다. 장하長夏에는 위기胃氣를 본本으로 삼는다."라고 하였다. 화유和柔는 곧 태연자약하고 급박하지 않은 것이며, 상리相離는 곧 균일하고 분명한 것이다. 비위脾胃는 후천後天의 근본으로 생화生化의 근원이다. 비위脾胃의 기氣가 왕성하면 기혈氣血이 충성充盛하므로, 맥이 완緩해질 수 있다. 이것이 비脾의 평맥平脈이다.

가령 병맥病脈 중에 화완和緩한 느낌이 있다면 위기胃氣가 아직 보존되고 있는 것이므로, 비록 병이 위중하더라도 걱정할 것이 없다. 만약 화완和緩한 느낌이 없다면 위기胃氣가 이미 망탈亡脫한 것이므로, 비록 병이 경미하더라도 매우 걱정스러운 것이다.

(2) 병맥(病脈)

① 영허위강(營虛衛強)하면 맥이 완(緩)해질 수 있다

태양중풍太陽中風에 맥이 부완浮緩한 것은, 풍風이 위기衛氣를 손상시킬 때 위기衛氣는 강하게 대항하나 영기營氣가 약하기 때문에 영위營衛가 조화되지 못해서이다. 한寒은 음사陰邪이다. 음성陰盛하면 맥이 구급拘急하여 긴緊해진다. 풍風은 양사陽邪이다. 양성陽盛하면 맥이 늘어지므로 완緩해진다. 이때의 완緩은 기혈氣血이 풍양風陽의 고동鼓動을 받은 것이므로 완緩하면서 부浮를 겸하는 것이다.

② 비허(脾虛)하여 습성(濕盛)하면 맥이 완(緩)해질 수 있다

습濕의 성질은 부드럽다. 습濕이 성盛하면 경맥經脈이 늘어지므로, 맥이 완緩해질 수 있다. 습濕은 내외의 구분이 있다. 그러나 모두 비위脾胃가 중심이다. 습사濕邪가 외부에서 침입하면, 반드시 내부의 습濕과 서로 결합한다. 외습外濕과 내습內濕이 비록 구분은 있지만, 또한 서로 밀접한 관계가 있어 모두 맥이 완緩해지게 할 수 있다. 습濕이 성盛하면, 맥이 완緩하면서도 연軟해진다. 비기脾氣가 허虛하면, 맥이 완緩하면서 무력無力해진다. 비습脾濕으로 생화生化가 부족해져 기혈氣血이 모두 허虛해지면 왕래가 서완徐緩해지고 고박鼓搏할 힘이 없으므로, 맥이 완緩해질 수 있다. 《진가추요診家樞要》에서 "완맥緩脈은 기혈氣血이 쇠해져가는 것이다. 그러므로 맥체脈體가 서완徐緩하다."라고 하였다.

③ 열(熱)이 성(盛)해도 맥이 완(緩)해질 수 있다

열熱이 성盛하면 경맥經脈이 늘어져, 맥이 완緩해질 수 있다. 열熱이 성盛하여 혈맥血脈을 박격迫激하면, 맥이 대大해질 수 있다. 그러므로 열熱이 성盛한 경우, 맥이 완대緩大해질 수 있는 것이다. 《상한론傷寒論》 278조에서 "상한에 맥이 부浮하면서 완緩하고 손발이 따뜻한 경우는 태음병太陰病에 속한다. ……비脾가 실實하기 때문이다."라고 하였다. '비가실脾家實'은 곧 비경脾經에 열熱이 성盛한 것이다. 열熱이 성盛하여 맥이 늘어지므로, 완맥緩脈이 나타나는 것이다. 경악景岳은 "완緩하면서 활대滑大한 것은 대부분 실열實熱이다."라고 하였다.

강설

● 완맥緩脈은 위기胃氣의 표현으로 화완和緩한 무병 상태를 나타내는 최상의 맥인데, 그런데도 주병主病이 있을 수 있는지 의아할 수 있습니다. 《상한론傷寒論》에서 상한의 맥은 부긴浮緊하고, 중풍의 맥은 부완浮緩하다는 표현이 있습니다. 이 《상한졸병론집傷寒卒病論集》이라는 책은 감기만 한정해서 묶은 책이 아닙니다. 중국 삼국지 시대의 혼란기에 유행하던 각종 급성·열성전염병*의 임상례를 수집하여 이에 대한 대처 방안을 모색하면서 나온 정리집이지요. 장중경 당시에서는 지금 흔히 보는 명대 조개미본趙開美本의 편차가 아니었지요(당나라 시대의 것으로 추정되는 돈황본이 그 근거가 됩니다). 왕긍당王肯堂에 따르면 장중경 이후 《상한졸병론집》이 산실되어 왕숙화王叔和가 남아 있던 자료를 재정리했지요. 목차를 정해 일목요연하게 할 필요가 있어서 그룹핑을 하다 보니 대충 6개로 카테고리가 정

* 조조의 적벽대전 패인을 전염병학적으로 접근한 자료들도 있다. 적벽대전이 이루어진 곳이 荊州城이므로 장사태수를 지냈다는 장중경과는 시간적으로 지리적으로 대단히 가까웠다.

해졌구요. 다만 양병陽病 중에 분류하기가 좀 모호한 것은 태양병太陽病에 넣고, 음병陰病 중에 분류하기가 모호한 것은 궐음병厥陰病에 일괄 넣다 보니, 체계가 살짝 뒤섞였다고 합니다. 여기서 6이라는 표현을 당시의 대표적인 명명법命名法인 육경六經으로 표시하였다는 것이지요. 이는 3을 나타낼 때 천지인天地人 삼재三才로 표현하는 것과 일맥상통하지요. 문제는 이렇게 육경六經으로 표현하다 보니, 이 육경六經 자체가 가지고 있는 운기적 속성을 조문들도 가지고 있다고 곡해를 하게 되었지요. 1번 그룹과 2번 그룹을 애써서 구별한 후 나눠놓았는데, 1번의 명칭을 태양太陽이라고 하고 2번의 명칭을 양명陽明이라 하였지요. 그런 탓에 육경六經의 속성상 태양太陽에서 양명陽明으로 넘어가는 것이 그대로 1번 그룹에서 2번 그룹으로 넘어간다는 오해를 유발하였지요. 또한 각 그룹 내에서 전혀 다른 질병을 설명한 조문들도 서로 연관되어 인과관계를 형성한다고 점입가경을 이루었지요. 수많은 급성·열성병증을 개별적으로 모아서 이를 유사한 것들끼리 다시 분류한 것에 불과한데, 이를 마치 단일 병증*으로 착각한 것입니다.

● 이렇게 된 이유가 있습니다. 왕숙화본 자체도 산실되었다가 송대 교정의서국에서 먼지더미에 쌓여 있던 것을 발견한 후, 그간 손사막孫思邈** 등의 책에서 나온 내용이 적힌 것을 보고 왕숙화본으로 여겨 송본을 만들었지만, 이것도 성무이成無已의 《주해상한론注解傷寒論》에 살짝 남았다가, 한참 후대인 명대에 조개미趙開美가 다시 세상에 내놓을 때까지 《상한론》의 명맥이 흐릿해졌기 때문이지요. 조개미본이 보급되면서 상한론에 대한 르네상스가 이루어지고, 결국 온병학파까지 나오게 되었지요. 이야기를 하다 보니 상한론의 역사까지 장황하게 늘어졌네요. 다시 상한과 중

---

* 장중경 당시의 상한을 티푸스로 보는 것이 일반적인 견해이다. 그러나 《傷寒論》 자체는 티푸스의 치료를 위하여 각종 급성·열성전염병의 임상례를 모은 것이지, 티푸스 치법만을 모은 것은 아니다. 티푸스라는 개념도 제대로 정립되지 않은 시기이므로 더욱 그렇다.

** 상한의 傳變에 대해서 흔히 六經傳變을 제시하는데, 손사막은 《千金方》에서 화타의 《中藏經》을 인용하여 六經이 아닌 '皮-膚-肌-胸-腹-胃'의 六部傳變을 제시하기도 하였다.

풍의 맥으로 돌아가 보겠습니다. 《상한론》은 단일 병증을 서술한 것이 아니라고 하였지요. 당시의 임상자료들은 환자의 증상과 맥 그리고 치료처방의 유효성에 대하여 간결하게 조문으로 정리되어 있습니다. 지금의 전염병을 보더라도 증상의 차이가 두드러진 것도 있지만, 사실 증상만 가지고는 이게 뭔지 구별하기 난해한 것들도 있지요. 지금으로부터 2000여 년 전에는 더 심했겠지요. 그렇지만 환자가 표현하는 특이점에 대해서 최대한 놓치지 않으려고 하였겠지요. 여기서 《상한론》에 나온 맥이 27맥의 맥상과 동일한 것인가에 대해서는 조금 생각을 해봐야 할 것 같습니다.

● 이사무 선생도 《맥학심오》의 논거로 《상한론傷寒論》과 《금궤요략金匱要略》의 조문들을 많이 들고 있습니다. 그러나 이사무 선생이 경방經方과 시방時方에 대해 정리한 《경방시방안해經方時方案解》를 보면 《상한론》에서 나온 맥들을 27맥으로 재정리해서 설명하는 부분을 볼 수 있습니다. 즉, 계지탕이라고 하면 《상한론》의 부완맥浮緩脈을 "맥이 약간 세細하면서 약한 경우에는 계지탕을 쓴다. 그 겸맥이 부浮할 수도, 완緩할 수도, 약간 삭數할 수도, 현弦할 수도 있다. 다만 약간 세약細弱하기만 하면 계지탕을 쓸 수 있다."라고 풀이하였지요. 여기서 《상한론》의 맥이 27맥으로 그대로 적용되는 경우도 물론 있지만, 모든 경우의 맥이 27맥과 동일하다고 생각하면 곤란하다는 것이지요. 때문에 《상한론》의 부긴맥浮緊脈과 부완맥浮緩脈의 차이를 논할 때, 부맥浮脈에서도 말했지만 외감으로 인해서 항상 부맥浮脈만 나오는 것은 아니며, 이때의 긴緊과 완緩은 맥상의 강약을 대비해서 표현한 것일 뿐입니다. 긴맥緊脈이 안 나오면 상한이 아니고, 완맥緩脈이 안 나오면 중풍이 아니라는 것은 절대 아니지요. 맥에서 보여주는 그대로 맥이 좀 더 긴장되었는지, 좀 더 늘어졌는지를 가지고 환자의 상태를 추정한 것일 뿐이지요. 완맥緩脈은 가장 조화로운 맥으로 무병의 대표적인 맥상입니다. 그런데도 병증이 있다는 것은 병증으로 인해서 완緩해

질 수도 있다는 것이고, 이러한 완맥緩脈은 화완和緩한 극상의 맥이 아니라는 것이지요. 육아를 할 때 훌륭하게 아이들의 잘잘못을 하나하나 차근차근 조곤조곤 이해시키는 분도 있겠지만, 지치고 지쳐서 너무도 힘들어서 간신히 조용조용하게 이야기하는 경우도 있겠지요. 이를 같이 보면 안 된다는 것이지요.

● 평맥平脈의 완맥緩脈은 여유를 나타냅니다. 병맥病脈의 완맥緩脈은 기혈음양의 부족과 습濕·열熱 등으로 인해 늘어진 상태를 나타냅니다. 이 두 차이를 항상 염두에 두고 있어야 한다는 것이지요. 완맥緩脈을 기준으로 이보다 더 약하면 유맥濡脈이 되고, 이보다 더 충실하면 활맥滑脈이 됩니다. 다만 이러한 유濡, 완緩, 활滑의 구별을 너무 기계적으로 하지 말고 현재 환자의 병증이 어떻기 때문에 이런 정도의 늘어짐이 나타나는가를 유추하는 것이 맥리脈理를 파악하는 관건이 됩니다.

제15장 규맥(芤脈)

1. 맥상(脈象)

규맥芤脈은 부대浮大하면서도 누르면 맥관의 양변兩邊은 실實하나 속은 비어 있는 듯하여 마치 파 줄기를 누르는 것과 같다.

이른바 '변실邊實'이라는 것은 맥의 상하 양변兩邊을 가리키는가? 아니면 좌우 양변兩邊을 가리키는가? 여러 의견들이 일치하지 않는다. 《맥리구진脈理求眞》에서는 "규맥芤脈은 손가락으로 파 줄기를 누르는 것 같다. 부취浮取하면 상면上面의 총피蔥皮가 현弦·대大하게 느껴지고, 중취中取하면 속이 빈 것 같으며, 더 누르면 하면下面의 총피蔥皮가 다시 만져져 기반이 있는 것 같다."라고 하였다. 여기에선 분명히 맥관脈管의 상하 양변兩邊을 가리켰다. 맥관脈管의 상변上邊은 촉지하기 쉽다. 맥관脈管의 중간은 손가락에 박동하는 느낌이 무력하여 속이 빈 것 같다. 다시 더 눌러서 침위沈位에 이르면 무력하거나 맥이 없어질 뿐이다. 어떻게 침취沈取하였는데 도리어 강실强實하게 손가락을 칠 수 있겠는가? 이것은 불가능하다. 또한 맥관脈管의 하변下邊은 근골에 매우 가까워서 누르면 비교적 단단하다. 침위沈位까지 눌렀을 때 비교적 단단하게 느껴지는 감각 중 어느 것이 맥관脈管 하면下面이고, 어느 것이 근골인지를 구별할 수 있는 방법은 없다. 파 줄기를 탁자 위에 두고, 파의 상부를 가볍게 촉지해 보라. 탁자까지 단단한 느낌이 나도록 세게 누른 상태에서 파의 하면인지 탁자 면인지 구분하기는 어렵다. 양변兩邊은 당연히 맥관脈管의 좌우 양변을 가리킨다. '변실중공邊實中空'은 중취中取했을 때의 감각을 가리킨다. 이 때 상부의 맥관脈管은 이미 눌려 손가락을 치는 느낌이 갑자기 줄어들면서 속이 빈 느낌이 나타난다. 그러나 좌우 양변兩邊의 맥벽脈壁이 손가락에 저항하는 힘은 여전히 남아 있다. 그 때문에 "변실중공邊實中空"한 맥상이 나타난다.

2. 상류맥(相類脈)

규맥芤脈, 허맥虛脈, 혁맥革脈이 모두 부浮하면서 대大하고, 누르면 무력하기 때문에 반드시 감별해야 한다.

(1) 규맥(芤脈)과 허맥(虛脈)

규맥芤脈과 허맥虛脈은 모두 부대浮大하면서 무력하다. 다만 허맥虛脈이 규맥芤脈보다 더 무력하다. 중취中取할 때 규맥芤脈은 맥관脈管 양변兩邊이 실實하며, 공할空割한 느낌이 허맥虛脈보다 심하다.

(2) 규맥(芤脈)과 혁맥(革脈)

혁맥革脈은 현맥弦脈과 규맥芤脈이 합쳐진 맥으로 규맥芤脈보다 더 부대浮大하면서 유력하다. 또한 매우 긴장된 느낌이 드는데 누르면 돌연 빈 것 같다.

3. 맥리(脈理)와 주병(主病)

규맥芤脈의 형성은 망혈亡血, 실정失精, 음액陰液의 모상耗傷으로 인해 맥도脈道를 채우지 못하기 때문에, 누르면 속이 빈 것처럼 느끼게 된다. 기氣가 기댈 곳이 없어 외월外越하므로, 맥이 부대浮大하면서 속이 빈 규芤(파 줄기)처럼 느껴진다. 장경악張景岳은 "규맥芤脈은 고양망음孤陽亡陰의 징후이다. 실혈失血과 탈혈脫血로 인해 기氣가 돌아가 의지할 곳이 없고, 양陽이 붙어 있을 곳이 없어……모두 대허大虛한 징후에 속한다."라고 하였다.

⑴ 망혈(亡血)과 실정(失精)에 맥이 규(芤)해질 수 있다

《상한론傷寒論》 246조에서 "맥이 부浮하면서 규芤한 경우, 부浮는 양陽이고 규芤는 음陰이다."라고 하여 규맥芤脈의 맥리脈理를 날카롭게 천명하였다. "규芤는 음陰이다."는 규맥芤脈의 속이 비어 있는 듯하다는 것을 가리킨다. 이는 망혈실정亡血失精, 상진모액傷津耗液 등과 같은 음액陰液의 모손耗損 때문이다. "부浮는 양陽이다."는 규맥芤脈의 부대浮大함을 가리킨다. 이는 음액陰液의 모손耗損으로 양陽이 의지할 곳이 없어 외월外越하기 때문에 형성되는 규맥芤脈의 부대浮大한 느낌이다. 《금궤요략金匱要略·혈비허로편血痺虛勞篇》에 규맥芤脈이 나타내는 병증을 한층 더 분명하게 밝혔다. "맥이 매우 허虛하면서 규지芤遲한 것은 청곡淸穀*, 망혈亡血, 실정失精 때문이다."라고 하였고, "맥이 규동芤動하면서 미긴微緊한 것은 남자에게는 실정失精 때문이고, 여자에게는 몽교夢交 때문이다."라고 하였다. 청곡淸穀, 망혈亡血, 실정失精은 모두 음액陰液과 정혈精血이 모상耗傷된다. 때문에 혈맥血脈이 채워지지 못해 속이 빈 것 같고 기氣가 의지할 곳이 없어 외부外浮하므로, 부대浮大하면서 속이 빈 것 같은 규맥芤脈을 형성하게 된다. 남자의 실정失精과 여자의 몽교夢交 또한 음허양동陰虛陽動하는 징후로 맥이 규芤해질 수 있다.

규맥芤脈은 망혈亡血에 자주 나타난다. 망혈亡血의 원인은 열성熱盛하여 박혈망행迫血妄行하는 것일 수 있고, 정지상情志傷으로 기혈氣血이 역逆하여 간혈肝血이 저장되지 못하는 것일 수 있으며, 어혈瘀血이 경맥經脈을 막아 혈血이 경맥經脈을 순행循行하지 못하고 있는 것일 수 있고, 양허陽虛로 음혈陰血을 잡아두지 못하고 있는 것일 수 있으며, 기허氣虛로 고섭固攝하지 못하고 있는 것일 수 있고, 음허陰虛로 화왕火旺해져 음락陰絡을 작상灼傷시키고 있는 것일 수 있으며, 혹 외상外傷으로 출혈하는 것일 수도 있다. 출혈의 원인은 달라도 모두 맥이 규芤해질 수 있다. 다만 겸맥兼脈과 겸증兼證에 차이가 있을 뿐이다.

출혈은 또한 완급과 출혈량의 다소에 의해 구별된다. 완만하면서 출혈량이 적은 경우에는 대체로 세삭細數·미약한 맥이 나타나며, 또한 소수에게서

---

* 淸穀은 음식을 소화시키지 못하여 소화되지 않은 변을 보는 것이다.

홍대洪大·허대虛大한 맥상이 나타날 수 있다. 대량의 급성출혈에는 혈血이 급격히 빠지고 기氣가 급격히 부월浮越하기 때문에 대체로 허대虛大·홍대洪大·규芤 혹은 혁革한 맥상이 나타나며, 또한 소수에게서 세삭細數·허약한 맥이 나타날 수 있다. 필자는 대량 출혈을 일으킨 환자의 맥을 바로 짚어볼 기회가 여러 번 있었다. 하지만 전형적인 규맥芤脈은 본 적이 없고, 오히려 삭대數大나 세삭細數한 맥이 많이 나타났다.

(2) 열성(熱盛)하여 진액(津液)을 모상(耗傷)시키면 맥이 규(芤)해질 수 있다

《영추靈樞·사객편邪客篇》에서 "영기營氣가 진액津液을 내어 맥에 관주灌注시키면 혈血로 변한다."라고 하였다. 열성熱盛하여 진액津液을 모상耗傷시키면 맥도脈道를 채우지 못하기 때문에 양陽이 의지할 곳을 잃어 규맥芤脈이 나타날 수 있다. 《온병조변溫病條辨·상초편上焦篇》 제8조에서 "태음온병太陰溫病에 맥이 부대浮大하면서 규芤하고, 땀이 매우 심하게 나며, 미천微喘하고 심지어 콧구멍을 벌렁거리는 경우에는 백호가인삼탕白虎加人參湯을 위주로 치료한다."라고 하였다. 《금궤요략金匱要略·치습갈편痓濕暍篇》에서 "태양중갈太陽中暍은 발열오한發熱惡寒하고 신중身重하면서 동통疼痛하며 맥이 현세규지弦細芤遲하다."라고 하였다. 이 예들은 서열暑熱이 진액津液과 기氣를 모상耗傷시킨 것이다. 진津과 기氣가 모두 손상되면, 맥이 규芤하면서 현세지弦細遲를 겸할 수 있다.

(3) 어혈(瘀血), 옹저(癰疽)에 맥이 규(芤)해질 수 있다

① 어혈(瘀血)에 맥이 규(芤)해질 수 있다

《맥결脈訣》에서 가장 먼저 규맥芤脈이 어혈瘀血을 나타낸다고 하였다. "촌맥寸脈이 규芤한 것은 적혈積血이 흉중胸中에 있는 것이고, 관맥關脈이 규芤한 것은 장腸에 리옹裏癰이 있는 것이다."라고 하였다. 그러나 규맥芤脈이 어혈을 나타낸다는 것에 동의하는 사람들은 매우 적다. 《진가추요診家樞要》에서는 "우촌맥右寸脈이 규芤하면 흉중胸中에 적혈積血이 있는 것이다."라고 하였다. 《의학입문醫學入門》에서는 "규맥芤脈은 어혈瘀血로 불통不通하는 것을 나타낸다."라고 하였다. 《빈호맥학瀕湖脈學》에서도 이 설명을 따라 "촌맥寸脈이 규芤한 것은 적혈積血이 흉胸에 있는 것이다."라고 하였다. 그러나 대다수의 의가들은 규맥芤脈이 어혈瘀血을 나타낸다는 것에 대해 부정하는 태도를 유지하였고, 심지어는 "사특한 와전訛傳"이라고 배척하기까지 했다. 이사재李士材는 이시진李時珍이 《위결僞訣》의 말을 따른 것에 대해 매우 깊은 유감을 나타내면서 "이시진의 해박함과 총명함으로도 《맥결脈訣》의 규맥芤脈이 어혈을 나타낸다는 말을 그대로 따라 주병가主病歌를 만들었으니, 어찌 천려일실千慮一失이 아니겠는가?"라고 하였다.

규맥芤脈이 적혈積血을 나타내는 것이 맞는가? 필자는 긍정하는 편이다. 임상에서 일찍이 어혈형瘀血型에 속하는 관상동맥경화증 환자를 여러 차례 진료한 적이 있다. 그들의 촌맥寸脈에서 동맥動脈이 나타났고, 그중 반 정도는 좌맥左脈만 동맥動脈이었다. 증상으로 흉중胸中에 민통悶痛이 있으며 새벽에 항상 놀라서 잠을 깨기 때문에 혈부축어탕血府逐瘀湯을 가감하여 효과를 거두었다. 비록 동맥動脈이 규맥芤脈은 아니더라도 둘은 병리病理적 의의가 서로 통한다. 규맥芤脈은 망혈亡血로 기氣가 의지할 곳이 없는 것이고, 동맥動脈은 음허양박陰虛陽搏으로 양陽이 붙어 있을 곳을 잃은 것이다. 동맥動脈이 어혈瘀血을 나타낼 수 있다면, 규맥芤脈도 당연히 어혈瘀血을 나타낼 수 있는 것이다.

탈혈血脫로 기氣가 부월浮越하면서 맥이 규芤해질 수 있다는 것은 이해하기 쉽다. 혈어血瘀는 맥이 삽澁해야 하는데, 왜 규맥芤脈이 나타나는가? 한 가지는 어혈瘀血이 제거되지 않고 신혈新血이 생겨나지 않아서이다. 신혈新血이 생겨나지 않아 혈허血虛하기 때문에, 기氣가 의지할 곳을 잃어 부월浮越하는 것이다. 다른 한 가지는 어혈瘀血이 오래되면 열熱로 변하기 때문이다. 이 열熱이 동動하면 기氣가 부월浮越하기 때문에 규맥芤脈을 만들 수 있다. 필자는 흉중胸中의 적혈積血로 인해 나타나는 전형적인 규맥芤脈을 본 적은 없다. 다만 동맥動脈에 의거하여 추측해 본다면, 규맥芤脈이 적혈積血을 나타낸다는 것이 이치상 불가능하지는 않다. 따라서 일부 의가들이 긍정적인 태도를 보인 것도 당연하다. "사특한 와전訛傳"이라고 즉각 배척하는 것은 편파적이고 독단적인 폐단이 있는 것 같다.

② 옹양(癰瘍)에 맥이 규(芤)해질 수 있다

관맥關脈이 규芤한 것은 중초中焦의 실혈失血을 나타낸 것일 수 있다. 좌측 관맥關脈이 규芤한 것은 간혈肝血이 저장되지 못하고 있는 것이고, 우측 관맥關脈이 규芤한 것은 비혈脾血이 섭납攝納되지 못하고 있는 것일 수 있다. 장위腸胃의 옹양癰瘍은 기혈氣血이 열사熱邪로 인해 부패되면서 옹농癰膿한 것이다. 때문에 혈血이 손상되고 기氣가 부월浮越하여 맥이 규芤해질 수 있다. 더욱이 옹농癰膿이 궤파潰破된 후에는 기혈氣血이 크게 손상되어 규맥芤脈이 쉽게 나타날 수 있다.

강설

● '총론 2장 8절'에서 쌍맥雙脈에 대하여 언급한 적이 있습니다. 선천적으로 요골동맥이 두 갈래로 나타나는 것을 이선맥二線脈이라 할 때, 일시적으로 한 갈래인데도 불구하고 마치 두 갈래인 것처럼 보이는 것이 규맥芤脈에 해당됩니다. 선천적으로 나타나는 경우는 천부天部에서부터 두 갈래의 맥관이 잡히지만, 일시적인 경우에는 인지부人地部로 살짝 눌러야 맥관이 마치 두 줄기인 것처럼 느껴집니다. 규맥芤脈에서 말하는 '양두兩頭' 혹은 '변실邊實'이 구체적으로 무엇을 말하느냐에 대해서는 논란이 있습니다. 혹자는 맥관의 상하라고 하고, 혹자는 맥관의 전후라고도 합니다. 그러나 맥관의 상하라고 하였을 경우 이사무 선생의 논박처럼 맥관 하면下面을 손으로 감별할 수 있느냐의 문제에 부딪힙니다. 물론 맥관의 경화가 심하거나 혁맥革脈처럼 긴장도가 높아진 경우에는 맥관의 하면下面이 구별되는 것 같지만, 결코 쉽지는 않습니다. 맥관의 전후라고 할 경우에는 모든 맥이 뭉개지면 전후로 끊어지기 때문에 이를 규맥芤脈으로 특징지을 수는 없습니다. 결국 규맥芤脈의 '양두兩頭' 혹은 '변실邊實'은 맥관

의 전후나 상하를 말하는 것이 아니고, 좌우가 되는 것이지요.

● 천부天部에서 규맥芤脈의 맥관에 처음 닿았을 때는 한 갈래의 맥이 부현浮弦하게 느껴집니다. 그러나 이를 인지부人地部까지 살짝 누르게 되면, 상면上面의 맥관압은 상쇄되고 혈류압은 원래 무력하여 공허한 것처럼 느껴지게 됩니다. 이때 그냥 무력한 느낌만 있으면 허맥虛脈이 되는 것이지요. 그러나 규맥芤脈은 허맥虛脈과 달리 인체의 보상기전이 작동되고 있는 상태이기 때문에, 맥관이 이에 따라 긴장되어 있습니다. 이로 말미암아 맥관 상면上面의 힘이 상쇄될 정도로 누르더라도, 좌우변左右邊의 힘은 중심부인 상면上面보다 덜 눌리기 때문에 마치 두 갈래의 맥관인 것처럼 느껴지는 것이지요. 이때 맥관벽의 긴장도가 더욱 심해지면 혁맥革脈이 되는 것입니다.

● 규맥芤脈이 형성되는 이유는 체내 보상기전이 작동될 정도로 맥관을 채워줄 음혈陰血이 부족해졌기 때문입니다. 이러한 음혈부족의 원인으로 망혈亡血, 실정失精, 음액모상陰液耗傷 등이 언급되었습니다. 이때 이렇게 음혈陰血이 부족한 상태에서 전신에 혈류를 공급하기 위해 심장과 혈관이 무리수를 두게 되는 것이지요. 이 때문에 맥관벽의 긴장도가 증가되고 순환 혈류량이 늘어나게 됩니다. 그러나 여기서 순환 혈류량이 늘어난다고 해서 총혈류량이 늘어난다는 것은 절대 아니지요. 또한 혈류의 질도 정상 혈류보다 떨어지게 됩니다. 혹자는 규맥芤脈을 말하면서 중간에 피가 없이 공기가 들어 있다고도 하는데, 이러고도 살 수 있는 사람은 없지요. 부족한 혈류를 극복하기 위해서는 빨리 보내든지 많이 보내든지 해야 하지요. 인체에서 이를 바로 원상복구시킬 정도로 기혈음양氣血陰陽이 충실하면 규맥芤脈이 나타나지 않거나 바로 소실되겠지요. 그러나 그렇지 못한 상황에서는 점차 허탈에 빠져 보상기전도 발휘할 여력이 없기 때문에 미약맥微弱脈이 나타나게 됩니다. 규맥芤脈은 이러한 정상과 허탈의 중간과

정인 보상기전에 해당하는 맥상이지요. 따라서 임상에서 규맥芤脈을 쉽게 볼 수 있는 것은 아닙니다. 특히 요새는 수액 등이 있어서 이러한 상태에 빠지도록 놔두지를 않지요. 따라서 이사무 선생도 규맥芤脈을 거의 본 적이 없다고 한 것입니다.

● 임상에서 간혹 출혈도 없고 딱히 음액陰液이 과다하게 소모된 정황도 없는데 규맥芤脈처럼 느껴지는 경우가 있습니다. 이는 음혈陰血의 망손亡損에 의한 규맥芤脈이 아니고, 칠정七情에 의한 쌍현맥雙弦脈입니다. 즉, 음혈陰血이 규맥芤脈처럼 일시적으로 대량 손실된 것은 아니지만, 어느 정도 부족한 상태에서 칠정七情으로 인한 과긴장이 발생했을 경우인데요. 천부天部에서는 현맥弦脈 위주로 잡히지만, 인지부人地部로 누르면 규맥芤脈과 마찬가지로 중간은 무력하고 맥관의 양변兩邊이 마치 두 갈래인 것처럼 느껴지게 됩니다. 맥만으로 규맥芤脈과 쌍현맥雙弦脈의 차이를 구분하기는 힘듭니다. 반드시 환자의 병증과 결부해서 분석해야 합니다. 치료에서도 규맥芤脈은 대보기혈大補氣血하는 것이 원칙이지만, 쌍현맥雙弦脈은 해울解鬱을 중심으로 보기혈補氣血을 하는 차이가 있습니다.

제16장 현맥(弦脈)

1. 맥상(脈象)

현맥弦脈의 주요 특징은 맥의 왕래가 아주 곧으면서 길고, 곧게 상하로 흘러 마치 활시위 같다는 것이다. 현맥弦脈은 맥위脈位, 박동수(혹은 박동 속도)에 대한 특정한 조건이 없다. 맥위脈位는 부浮할 수도 침沈할 수도 있고, 박동수(혹은 박동 속도)는 빠르거나 완만할 수 있다. 전형적인 현맥弦脈은 맥력脈力이 전체적으로 유력有力해야 하지만, 현弦하면서 무력無力한 맥도 나타날 수 있다. 맥체脈體는 가늘 수도 있고 가늘지 않을 수도 있으며 혹 크기도 하다. 그러나 맥체脈體가 반드시 길어야 한다.

2. 상류맥(相類脈)

현맥弦脈과 장맥長脈은 맥체脈體가 모두 길기 때문에 자주 혼동된다. 장맥長脈의 주요 특징은 맥체脈體가 길어서 본위本位를 넘는 것이다. 현맥弦脈도 비록 맥체脈體가 길기는 하지만, 주요 특징은 맥상脈象이 곧은 것이 활시위와 같고 곧게 상하로 흐르며, 또한 맥력脈力이 장맥長脈보다 강하다.

3. 맥리(脈理)와 주병(主病)

현맥弦脈은 양陽 중의 음맥陰脈이다. 현맥弦脈은 혈맥血脈이 구급拘急되어 충화서달冲和舒達(부드럽게 잘 퍼짐)하는 느낌이 부족하다. 그러므로 현맥弦脈은 양

陽 중에 복음伏陰한 맥이 된다.

경맥經脈의 유화조달柔和調達은 양기陽氣의 온후溫煦와 음혈陰血의 유양濡養에 의존한다. 혹 양기陽氣나 음혈陰血이 부족할 때, 맥이 온후溫煦와 유양濡養을 받지 못하여 구급拘急하면 현弦해질 수 있다. 혹 기기氣機가 잘 통하지 못하거나 사기邪氣가 막아 기혈氣血이 창달暢達하지 못해도, 맥이 양기陽氣의 온후溫煦와 음혈陰血의 유양濡養을 받지 못하여 구급拘急하면서 현弦해질 수 있다. 그러므로 중경仲景은 "현맥弦脈은 부족한 것이다."라고 하였다. 《진가추요診家樞要》에 "현弦은 혈기血氣가 수렴된 것이니, 양陽 중에 복음伏陰한 것이거나 혹 경락經絡 사이에 한기寒氣가 침입한 것이다."라고 하였다.

현맥弦脈은 맥력脈力의 강약 차이에 의해 상맥常脈, 병맥病脈, 진장맥眞臟脈의 세 가지로 나뉜다.

(1) 상맥(常脈)

봄의 맥은 현弦하다. 간肝은 봄에 상응하므로 간肝의 상맥常脈도 현弦하다.

봄은 음한陰寒이 조금씩 물러나고 양기陽氣가 승발升發하는 때이다. 이때 양기陽氣가 처음 발현하지만 아직 왕성하지는 않아 온후溫煦하는 힘이 충분하지 않다. 《내경內經》에서는 이를 "그 기氣가 연약하다."라고 하였다. 그러므로 맥에 여전히 구급拘急한 느낌이 있으면서 현弦하게 된다. 간肝은 음기陰氣가 다하고 양기陽氣가 생하는 장부臟腑에 해당되며, 봄과 상응하여 양기陽氣가 처음 생하나 아직 왕성하지 못하므로 맥도 현弦하다.

상맥常脈으로서 현弦은 현장弦長하면서 화완和緩하다. 이는 《소문素問·옥기진장론편玉機眞臟論篇》에서 "춘春은 간肝이며 동방목東方木으로 만물을 처음 생하게 한다. 그러므로 그 맥기脈氣가 연약하고, 경허輕虛하면서 활滑하며, 곧으면서 길다."라고 말한 것과 같다. 《소문·평인기상론편平人氣象論篇》에서는 "간肝의 평맥平脈은 연약하면서 낭창낭창하다. 마치 장대의 끝을 높이 든 것과 같으면, 간肝이 무탈한 것이다."라고 하였다. '게揭'는 '높이 든다'는 뜻이다. 손으로 장대의 끝을 높이 들면 길면서도 낭창낭창하니, 현맥弦脈의 느낌을 아주 적절하게 비유하였다.

(2) 병맥(病脈)

현맥弦脈은 태과太過와 불급不及이 있다.

① 태과(太過)

현맥弦脈의 태과太過한 맥상脈象은 《소문素問·평인기상론편平人氣象論篇》 중의 설명이 대단히 정확하다. "간肝의 병맥病脈은 맥관脈管을 가득 채우면서 활滑하다. 마치 장대를 만지는 것 같으면, 간이 병든 것이다."라고 하였다. '맥관脈管을 가득 채우면서 활滑하다.'는 것은 견경堅勁하다는 의미이고, '마치 장대를 만지는 듯하다.'는 것은 현장弦長하면서 견정堅挺하여 유화柔和함이 결핍된 느낌을 말한다.

왜 태과太過한 현맥弦脈이 나타나는가? 이는 기역氣逆과 사조邪阻, 본허표실本虛標實의 세 가지 경우를 벗어나지 않는다.

첫째, 기역氣逆하면 맥이 현弦해질 수 있다. 정지情志의 불역拂逆으로 인해 기기氣機가 역란逆亂하거나, 혹 기기氣機가 항역亢逆하거나, 혹 기기氣機가 울결鬱結되면 맥이 모두 현弦해질 수 있다. 역란逆亂하면 기승氣昇하여 혈승血昇하기 때문에 기혈氣血이 혈맥血脈을 박격搏擊하여 맥이 현장弦長하면서 강경强勁하게 손가락을 칠 수 있다. 기기氣機가 울결鬱結되면 기혈氣血이 창달부포暢達敷布하지 못한다. 때문에 맥이 기혈氣血의 온후溫煦와 유양濡養을 받지 못하므로 구급拘急하여서 현弦해질 수 있다.

둘째, 사조邪阻하면 맥이 현弦해질 수 있다. 사기邪氣가 막고 있으면 기기氣機가 잘 통하지 못하여 기혈氣血이 선발부포宣發敷布하지 못한다. 때문에 맥이 기혈氣血의 온후溫煦와 유양濡養을 받지 못하므로 구급拘急하면서 현弦해질 수 있다. 기기氣機를 막는 사기邪氣는 매우 많다. 칠정七情 이외에도 육음六淫과 담음痰飮, 어혈瘀血, 식적食積 등이 있다.

셋째, 사邪가 소양少陽에 침범하면 맥이 현弦해질 수 있다. 소양少陽은 음양이 출입하는 추樞를 주관한다. 소양少陽이 사기邪氣의 침입을 받아 추기樞機의 작용에 문제가 생기면, 음양의 출입에 이상이 생겨 기혈氣血의 운행이 정상적으로 이루어지지 못한다. 따라서 맥이 기혈氣血의 온후溫煦와 유양濡養을 받지 못해 구급拘急하면서 현弦해질 수 있다. 학瘧은 소양少陽에 속한다. 그러므로 학맥瘧脈은 본래 현弦할 수 있다. 경痙은 근筋의 병이다. 사기邪氣의 침입으로 인해 정상적인 기기氣機가 어그러지면, 근筋은 부드럽지 못하고 구급拘急하면서 경痙이 된다. 따라서 맥도 부드러움을 잃으면서 구급拘急하여 현弦해질 수 있다. 그러므로 "경맥痙脈은 누르면 긴장된 것이 활시위 같아 곧게 상하로 흐른다."라고 하였다.

간肝은 궐음厥陰이며 강장剛臟이고 음진양생陰盡陽生하는 장부이다. 사기邪氣가 간肝에 침입하여 양기陽氣의 승발升發작용이 정상적으로 이루어지지 않게 되면, 양기陽氣는 음기陰氣를 감당하지 못해 온후溫煦가 불급不及해진다. 그러므로 맥이 구급拘急하면서 현弦해질 수 있다.

현맥弦脈은 담음痰飮을 반영한 것일 수 있다. 담음痰飮은 음사陰邪이다. 담음痰飮이 만들어지는 것은 양기陽氣가 부진不振하여 온후溫煦가 불급不及하기 때문이다. 그러므로 맥이 현弦해질 수 있다. 또한 담음痰飮이 이미 형성되고 나면 다시 기기氣機를 막아 기혈氣血이 창달暢達하지 못하므로, 맥이 온후溫煦와 유양濡養을 받지 못하게 된다. 그러므로 맥이 현弦해질 수 있다. 이것이 바로 중경仲景이 말한 "맥이 현弦에 치우친 것은 음飮이다."는 것이다.

현맥弦脈은 한寒과 통痛을 반영한 것일 수 있다. 한기寒氣가 왕성하면 양기陽氣가 손상되어 맥이 온후溫煦를 받지 못한다. 그러므로 맥이 현弦해질 수 있다. 통증은 경맥經脈이 잘 통하지 못하기 때문에 생긴다. 잘 통하지 못하고 있다면, 경맥經脈이 구급拘急해지는 것은 필연이다. 이것이 맥에 있어서 현맥弦脈이 나타날 수 있고 증에 있어서 통증이 생기는 이유이니, 기전은 동일하다.

현맥弦脈은 징가癥瘕를 반영한 것일 수 있다. 징가癥瘕는 기혈담氣血痰이 엉겨 붙어 형성된다. 징가癥瘕가 기혈氣血을 막으면 맥이 온후溫煦와 유양濡養을 받지 못하기 때문에 현弦해질 수 있다. 숙식宿食에 맥이 현弦해질 수 있는 것도 원리는 징가癥瘕와 같다. 모두 기기氣機가 막혀서 그런 것이다.

본허표실本虛標實에 맥이 현弦해질 수 있다. 간肝은 강장剛臟이다. 비위脾胃가 만든 수곡정미水穀精微의 유양濡養, 신수腎水의 자함滋涵, 신양腎陽의 온후溫煦에 의존하여야만 간목肝木이 비로소 승발조달升發條達할 수 있고, 맥도 현弦하면서 서완유양舒緩悠揚할 수 있다. 만약 비위脾胃가 허약하여 만들어낸 수곡정미水穀精微가 부족不足하면, 간肝이 유양濡養을 받지 못한다. 혹 신수腎水가 부족不足해져 자함滋涵하지 못하고, 혹 신양腎陽이 부족不足해져 온후溫煦하지 못하면, 간肝은 충화서계冲和舒啓를 잃으면서 항역亢逆하게 된다. 때문에 맥도 현弦해질 수 있다. 이때의 현弦은 현경弦勁하게 손가락을 치긴 하지만, 현弦하면서 유력有力하다고 실증實證으로 오인하여 함부로 개파강설開破降泄해서는 안 된다. 이것은 위기胃氣가 부족하여 현다위소弦多胃少한 본허표실증本虛標實證이다. 그러므로 중경仲景이 "현맥弦脈은 감減한 것이다."라고 분명하게 지적하였다. '감減'은 바로 '부족하다'는 뜻이다. 치료는 배토培土나 익신益腎해서 간목肝木이 조달條達되도록 해야만 한다.

② 불급(不及)

현弦하면서 무력無力한 것은 불급不及으로 정기正氣가 허虛해서이다. 이른바 정기正氣가 허虛하다는 것은 간기허肝氣虛, 간양허肝陽虛, 간혈허肝血虛를 포괄한다. 양기陽氣와 음혈陰血이 부족不足하면, 맥은 온후溫煦와 유양濡養을 받지 못하면서 현弦해질 수 있다. 간기肝氣가 허虛한 경우 현弦하면서 무력無力하거나 혹은 현弦하면서 중안重按을 감당하지 못하며, 두혼기단頭昏氣短이나 흉협창통胸脇脹痛, 완만불식脘滿不食, 권태무력倦怠無力 등의 증상을 동반한다. 간양肝陽이 허虛한 경우 맥도 현弦하면서 무력無力하고 외한지랭畏寒肢冷 등의 한상寒象을 동반한다. 간혈肝血이 허虛한 경우 혈허血虛는 항상 기허氣虛를 수반하기 때문에, 맥은 대부분 현세무력弦細無力하며 두혼목현頭昏目眩, 심계기단心悸氣短, 계종전근瘛瘲轉筋, 면색무화面色無華 등의 증상을 동반한다. 간음肝陰이 허虛한 경우 맥은 대부분 현급세삭弦急細數하거나 혹은 현경弦勁하게 손가락을 치며 간혹 현세무력弦細無力한 경우도 있다.

③ 진장맥(眞臟脈)

《소문·옥기진장론편玉機眞臟論篇》에서 "간肝의 진장맥眞臧脈은 맥관의 중외中外가 급急하여 도인刀刃을 만지는 것과 같고, 꽉 조인 금슬琴瑟의 현弦을 누르는 것 같다."라고 하였다. 맥이 현경弦勁하면서 부드럽지 못하고, 충화冲和함을 잃은 맥상脈象은 위기胃氣가 이미 쇠패衰敗한 것이다.

똑같이 정기正氣가 허虛하여 맥이 약弦해진 것인데도, 어떤 경우는 본허표실本虛標實하여 현경弦勁하게 손가락을 치는 태과太過한 맥이 나타날 수 있고, 어떤 경우는 현弦하면서 무력無力하여 본本도 허虛하고 표標도 허虛한 맥이 나타날 수 있으며, 어떤 경우는 현경弦勁하면서 부드럽지 못해 칼날을 만지는 듯한 맥상脈象이 나타날 수 있는 것은 무엇 때문인가? 선천적으로 품부稟賦받은 것이 다르고, 정기正氣의 강약이 다르기 때문에 그렇다. 정허正虛가 심하지 않으면, 아직 전신의 기혈氣血을 동원할 수는 있기 때문에 힘껏 박동하면서 본허표실本虛標實한 맥이 나타난다. 만약 정기正氣의 허虛가 이미 심하여 싸울 힘도 미약해졌다면, 정기正氣도 허虛하고 표標도 허虛한 맥이 나타난다. 만약 정기正氣가 쇠패衰敗되고 위기胃氣가 이미 끊어지면, 맥은 칼날을 만지듯 현경弦硬하면서 부드럽지 못하게 된다. 이는 진기眞氣가 외설外泄하는 맥상脈象으로 간肝의 진장맥眞臟脈이 된다.

강설

● 현맥弦脈의 특징은 '긴장緊張'으로, 천부天部인 맥관에 닿으면 나뭇가지처럼 곧으며 낭창낭창한 것입니다. 현맥弦脈이 곧게 되는 것은 맥관이 긴장되기 때문에 곧게 느껴지는 것입니다. 다만 긴장이 되더라도 경직되어 굳으면 곤란하지요. 따라서 여린 나뭇가지처럼 낭창낭창해야 하는 것이지요. 현맥弦脈과 장맥長脈은 맥관이 곧게 뻗어나간다는 점에서는 비슷합

니다. 다만 현맥弦脈은 '긴장'에 초점이 맞추어져 있고, 장맥長脈은 '길다'는 것에 초점이 맞추어져 있습니다. 맥을 긴장시켜 현弦하게 만드는 원인에 대하여, 이사무 선생은 태과太過와 불급不及으로 나누어 다양한 예를 들었습니다. 실증實證인 태과太過의 대표적인 원인은 칠정七情으로 인한 기역氣逆이지요. 또한 사조邪阻, 소양병少陽病, 궐음병厥陰病, 담음痰飮, 한寒, 통痛, 징가癥瘕에도 인체의 반응으로 인해 맥이 긴장되어 현弦해질 수 있습니다. 허증虛證인 불급不及의 대표적인 원인으로는 간肝의 기혈음양이 휴손虧損된 것과 관련이 높습니다. 그러나 대부분의 경우 순수한 태과太過의 실증實證이나 불급不及의 허증虛證만 있는 것이 아니고, 본허표실本虛標實하여 허실虛實과 한열寒熱이 착잡錯雜된 경우가 많습니다. 인지부人地部를 반드시 눌러서 유무력有無力에 의한 허실虛實을 확인하여야 합니다.

● 사람이 여유가 없으면 융통성이 부족하게 되지요. 현맥弦脈도 그렇습니다. 기혈음양의 여력이 부족하기 때문에 긴장 시 그 부족한 만큼 경직되는 것이지요. 따라서 해당 환자의 현맥弦脈이 보여주고 있는 경직도의 정도차를 가지고도 허실虛實의 절대량을 대략 유추하는 데에 응용할 수 있습니다. 음혈陰血이 부족하면 부족할수록 겨울철 나뭇가지가 유순함을 잃고 뻣뻣해지듯이 현맥弦脈에 유연함이 줄어들고 경직됩니다. 이때 비록 의사의 손가락에 강경하게 느껴진다고 해서 실증實證으로 단정하면 곤란합니다. 대부분의 경우 음혈陰血이 부족해진 상황이기 때문에 병증을 참고하여 변증을 최대한 정확하게 하여야 합니다. 대체로 현맥弦脈이 단독으로 나오는 경우도 있지만, 다양한 겸맥兼脈과 변맥變脈을 이루는 것이 일반적입니다. 현맥弦脈과 겸변兼變되어 나오는 다양한 조합을 바탕으로 좀 더 세밀한 진단을 내릴 수 있습니다. 예를 들면 침현세맥沈弦細脈이 나오는 경우, 맥관의 긴장과 수축이 심해진 것이지요. 침현세沈弦細하면서 유력有力하다면 긴장이 높아져 인지부人地部의 압력이 올라간 것이고, 침현세沈弦細하면서 무력無力하다면 맥관을 채울 음혈이 부족하여 맥관이 수축하면

서 긴장된 것이지요. 전자는 현맥弦脈에 의해서 침세맥沈細脈이 형성된 것이고, 후자는 세맥細脈에 의해서 침현맥沈弦脈이 형성된 것입니다. 결국 현맥弦脈의 진단적 의의는 맥관을 긴장시키는 요인이 무엇인지를 찾는 것입니다. 그러나 이러한 요소가 다른 맥들도 마찬가지지만, 허실 전반에 걸쳐 대단히 많은 경우의 수가 있기 때문에 칠정七情이나 한寒 등에 의해 너무 단순화시켜서는 곤란합니다.

제17장 혁맥(革脈)

1. 맥상(脈象)

혁맥革脈은 현맥弦脈과 규맥芤脈이 합쳐진 맥이다. 관맥脈管의 속은 비고, 외벽은 구급拘急되어 있는 느낌이다. 따라서 부취浮取하면 현대弦大하면서 유력有力하여 북가죽을 누르는 듯하고, 침취沈取하면 속이 갑자기 빈 것처럼 느껴진다. 《금궤요략金匱要略·혈비허로편血痹虛勞篇》에서 "맥이 현弦하면서 대大하다. 현弦은 감減이고, 대大는 규芤이다. 감減은 한寒이고, 규芤는 허虛다. 허虛와 한寒이 서로 결합된 것을 혁革이라 칭한다."라고 하였다. 후세 의가들이 모두 중경仲景의 설명을 따랐다.

2. 맥리(脈理)와 주병(主病)

혁맥革脈은 왜 맥관脈管 속이 빈 것처럼 느껴지는가? 음혈陰血이 부족하여 혈맥血脈을 충분히 채우지 못하면, 맥관脈管 안의 밀도와 압력이 낮아지기 때문에 누르면 빈 것처럼 느껴진다. 혁맥革脈은 왜 맥관벽脈管壁이 구급拘急해지는가? 혈血이 허虛하여 내수內守하지 못하면, 양기陽氣가 밖으로 분월奔越하여 혈맥血脈을 치기 때문에 맥이 부대浮大하면서 붕급繃急(팽팽하게 긴장)해진다. 기氣가 분월奔越하는 원인에는 혈허血虛, 기허氣虛, 양허陽虛, 음허陰虛의 네 종류가 포괄된다.

혈허血虛하면 기氣가 의지할 곳이 없으므로 부월浮越하여 밖으로 쳐대면서 맥이 혁革해질 수 있다. 기허氣虛하면 제자리를 굳게 지키지 못하고 밖으로 부월浮越하면서 맥이 혁革해질 수 있다. 양허陽虛하면 음한陰寒이 내성內盛하여 밖으로 격양格陽시키므로 양陽이 혈맥血脈을 치면서 맥이 혁革해질 수 있다. 음허陰虛하면 내수內守하지 못하여 양陽이 밖으로 부월浮越하므로 맥도 혁革해질 수 있다. 이 네 가지 원인은 중경仲景이 일찍이 자세하게 설명하였다.

《금궤요략·경계토뉵하혈흉만어혈편驚悸吐衄下血胸滿瘀血篇》에서 "허虛와 한寒이 서로 결합한 것을 혁革이라 칭한다. 부인에게는 반산누하半產漏下이고, 남자에게는 망혈亡血이다."라고 하였다. 허한虛寒은 양허陽虛하여 한寒이 생긴 것을 가리키고, 망혈亡血은 음혈陰血이 망탈亡脫된 것을 가리키니, 모두 맥이 혁革해질 수 있다. 《진가추요診家樞要》에서는 "혁革은 기혈氣血이 허한虛寒한 것이다."라고 하였고, 《맥확脈確》에서는 "음허실혈陰虛失血을 나타낸다."고 하였다.

강설

● 혁맥革脈을 현맥弦脈과 규맥芤脈이 합쳐진 맥이라고 하였습니다. 전에 규맥芤脈의 형성 조건을 이야기할 때, 음혈陰血의 부족을 급히 보상하다 보니 맥관이 긴장된다고 하였습니다. 이러한 모든 맥관의 긴장은 기본적으로 현맥弦脈을 깔고 있는 것입니다. 즉, 규맥芤脈 자체도 현맥弦脈을 겸하고 있는 것이지요. 다만 혁맥革脈에서 특별히 현맥弦脈을 강조한 것은 그만큼 긴장이 두드러질 정도로 규맥芤脈보다 심하다는 것이지요. 일반적으로 규맥芤脈은 급성에 주로 나타나고, 혁맥革脈은 만성에 주로 나타납니다.

● 겨울철에 나무껍질이 오히려 부드러움을 잃고 딱딱하다고 하였습니다. 이는 가을, 겨울을 거치면서 조한燥寒해져서 그런 것이지요. 맥관도 음혈陰血이 부족하면 맥관의 탄력성이 떨어지면서 딱딱하게 느껴집니다. 또한 허한虛寒을 겸할 경우에는 더욱 두드러집니다. 이때 딱딱하면서 인

지부人地部까지 눌렀을 때 규맥芤脈처럼 양측 맥관벽이 두 줄기로 느껴지면 혁맥革脈이 되고, 딱딱하긴 하지만 혁맥革脈처럼 맥관벽이 두 줄기로 느껴지지 않는 경우에는 별도로 경맥勁脈이라고 칭하기도 합니다. 이러한 경맥勁脈도 간양肝陽이 항성亢盛된 것을 표현하는 대표적인 맥상 중의 하나입니다.

● 혁맥革脈은 규맥芤脈을 위주로 현맥弦脈이 겸해 있는 것입니다. 그렇기 때문에 음혈부족陰血不足이 우선이지요. 그러나 쌍현맥雙弦脈이 음허陰虛로 인한 간양항성肝陽亢盛을 동반할 경우 혁맥革脈과 유사한 변맥變脈으로 나타날 수 있습니다. 이때에는 칠정七情이 우선시되는 것이지요. 처방을 구상할 때는 음혈부족陰血不足과 간양항성肝陽亢盛이 단일 병리를 이루고 있는 것인지, 아니면 음혈부족陰血不足과 간양항성肝陽亢盛이 각각 별도의 병리를 이루고 있는지를 파악해야 하며, 또한 선후 인과관계도 환자의 병증과 결부하여 최대한 분석해 내야 하는 것이지요.

제18장 뇌맥(牢脈)

1. 맥상(脈象)

뇌맥牢脈은 침위沈位에 위치한다. 현장실대弦長實大하여 견정堅挺(매우 견강堅强함)하게 손가락을 친다. 《의가필독醫家必讀》에서 뇌맥牢脈은 "현弦, 장長, 실實, 대大를 겸하고 있다. 이 네 가지 맥상脈象이 합쳐져 하나의 맥이 된 것이다. 침후沈候에서만 느낄 수 있어야 한다."라고 하였다.

2. 맥리(脈理)와 주병(主病)

뇌맥牢脈의 위치는 침위沈位이다. 현장실대弦長實大하는 것은 바로 정기正氣가 강하고 사기邪氣가 성盛하여 서로 힘껏 싸우기 때문에 기혈氣血을 격양시키고 혈맥血脈을 고박鼓搏하여 그런 것이다.

여러 의가들이 뇌맥牢脈을 논할 때 모두 음한陰寒이 견적堅積한 것이라고들 하였다. 《진가정안診家正眼》에서 "뇌맥牢脈은 침분沈分에 있기 때문에 전부 음한陰寒에 속한다. 그 맥형脈形이 현실弦實하기 때문에 모두 견적堅積한 것이다."라고 하였다. 음한陰寒이 견적堅積하여 내성內盛하면 수인응읍收引凝泣하여 기기氣機를 막기 때문에, 기혈氣血이 밖으로 퍼져 나가지 못하므로 맥이 침沈해질 수 있다. 음한陰寒이 견적堅積하여 내성內盛하면 정기正氣와 사기邪氣가 서로 다투어 혈맥血脈을 치기 때문에, 맥이 현장실대弦長實大하면서 손가락을 칠 수 있다.

음한陰寒이 내성內盛하면 본래 맥이 뇌牢해질 수 있다. 그러나 만약 맥이 침沈하여 음위陰位에 속하기 때문에 모두 음한陰寒에 속한다고 한다면, 화울맥火鬱脈도 침沈할 수 있다. 더구나 복맥伏脈의 맥위脈位는 뇌맥牢脈에 비해 더 침沈한데도 화울火鬱을 나타낼 수 있다. 어째서 맥위脈位가 침沈·복伏한 경우 전부 음한陰寒을 나타내는 것이 아니라, 반대로 화열火熱을 나타내는 것인가? 맥위脈位를 가지고 해석하는 것이 적절하지 못하며, 또한 뇌맥牢脈이 음한陰寒의 견적堅積만 나타낸다는 것도 단편적임을 알 수 있다.

뇌맥牢脈은 음한陰寒의 견적堅積뿐 아니라, 또한 기색氣塞, 적열積熱, 완담頑痰, 식적食積, 어혈瘀血 등도 나타낸다. 이런 사기邪氣들은 모두 기기氣機를 막을 수 있기 때문에 기혈氣血이 외달外達하지 못하게 하여 맥이 침沈해질 수 있다. 또한 정기正氣와 사기邪氣가 서로 싸우면서 현장실대弦長實大의 유여有餘한 느낌이 나타날 수 있다. 임상에서도 확실히 일부 뇌맥牢脈을 나타내는 환자들이 있었으나, 모두 허한증虛寒證에만 속한 것은 결코 아니었다. 《사진결미四診抉微》에서는 여러 의가들과는 다른 관점을 제시하였다. "뇌맥牢脈은 기결氣結, 옹저癰疽, 노상위극勞傷痿極, 담실기촉痰實氣促을 나타낸다. 뇌牢하면서 삭數한 것은 적열積熱이고, 뇌牢하면서 지遲한 것은 고랭痼冷이다."라고 하였다. 이 견해는 매우 담력과 식견이 있는 것으로 남들의 말을 그대로 따라한 것이 아니다.

만약 뇌牢하면서 지나치게 견강堅强히 손가락을 쳐서 털끝만큼도 화완和緩한 느낌이 없는 것은 위기胃氣가 이미 끊어진 것이다. 예를 들어 신腎의 진장맥眞臟脈은 누르면 돌을 튕기는 것같이 딱딱하다. 이는 맥이 돌과 같이 침실沈實하기만 하고 위기胃氣가 없는 진장맥眞臟脈에 속한다.

강설

● 뇌맥牢脈은 침위沈位에서 현맥弦脈, 장맥長脈, 실맥實脈, 대맥大脈을 겸한다고 하였습니다. 이렇게 되면 침위沈位에서 가장 강한 실맥實脈과 구별할 수 없게 됩니다. 따라서 이사무 선생도 뇌맥牢脈의 산거刪去를 제기한 것입니

다. 임상에서는 '침이유력沈而有力'하다고만 판별해도 되는 것이지요.

● '침이유력沈而有力'해지는 이유는 음한陰寒뿐 아니라 기체氣滯, 화울火鬱, 담음痰飮(식적食積), 어혈瘀血 등 기혈음양氣血陰陽의 실증實證에서 모두 나타날 수 있습니다. 때문에 환자의 병증과 결합하여 한열寒熱과 허실虛實을 판단해야 합니다. '침이유력沈而有力'은 인지부人地部에서 유력有力하다는 것이기 때문에 허증虛證이 없습니다. 그러나 뇌맥牢脈이 겸맥兼脈이나 변맥變脈으로 나타난 경우에는 허실虛實이 협잡夾雜될 수 있습니다. 따라서 무조건 실증實證이라고 해서는 곤란합니다.

제19장 유맥(濡脈)

1. 맥상(脈象)

유濡는 연軟이다. 《소문素問·평인기상론편平人氣象論篇》에서 "간肝의 평맥平脈은 연약하면서 낭창낭창하다."라고 하였다. 여기서 말한 연맥軟脈이 바로 유맥濡脈이다.

연맥軟脈의 특징은 맥이 물속에 잠긴 솜처럼 유연하다는 것이다. 연맥軟脈은 맥력脈力이 평맥平脈보다 약하지만, 약맥弱脈보다는 강하다. 맥위脈位의 부침浮沈, 맥동수(속도), 맥체脈體의 장단長短과 대소에 있어서 모두 특정한 조건이 없다.

《맥경脈經》에서 "연軟을 다른 곳에서는 유濡라고 썼다. 한결같이 세소細小하면서 연軟한 것을 말한다."라고 하였다. 또한 연맥軟脈의 느낌이 "극히 연軟하면서 부세浮細하다."라고 하였다. 후세의 맥학서적에서는 모두 《맥경脈經》의 설명을 기준으로 삼아 부세무력浮細無力한 것을 유맥濡脈이라 칭하고 있다.

그러나 미맥微脈의 맥상脈象도 부세무력浮細無力하다. 《맥경脈經》에서는 "극세極細하면서 연軟하다."라고 하였다. 《유증활인서類證活人書》에서도 "극세極細하면서 연軟하다."라고 하였다. 《찰병지남察病指南》에서는 "극세極細하면서 부연浮軟하다."라고 하였다. 미맥微脈에 대한 이러한 묘사는 유맥濡脈과 똑같다. 다만 "있는 듯 없는 듯하다."거나 "누르면 끊어지려는 듯하다."라는 묘사만 더

해졌을 뿐이다. 유맥濡脈이 '물속에 떠다니는 솜과 같다'는 것은 미맥微脈의 "있는 듯 없는 듯하다."거나 "누르면 끊어지려는 듯하다."라고 한 것과 대단히 유사하다. 단지 글자로만 억지로 구분할 수 있을 뿐, 임상에 있어서는 구분하기가 매우 어렵기 때문에 두 맥을 곧 같은 맥으로 보게 될 수 있다. 유맥濡脈은 맥체脈體가 유연하다. 부浮하면서 유세한 '유濡'와 서로 구분하기 위해, 이러한 맥체脈體가 유연한 맥을 연맥軟脈 혹은 유맥柔脈이라 할 수 있는 것이다.

2. 맥리(脈理)와 주병(主病)

지금 말하는 맥리脈理와 주병主病은 연맥軟脈을 가리키는 것이지, 통상적으로 가리키는 '부浮하면서 유세柔細'한 유맥濡脈이 아니다.

연맥軟脈의 형성은 기혈氣血의 고탕鼓蕩하는 힘이 약해지므로 맥이 연軟해질 수 있는 것이다. 왜 고탕鼓蕩하는 힘이 약해지는가? 기혈허氣血虛, 비허脾虛, 양허陽虛, 습성濕盛으로 인해 생길 수 있다.

(1) 기혈허(氣血虛)하면 맥이 연(軟)해질 수 있다

맥은 기혈氣血의 충영充盈과 고탕鼓蕩에 의존한다. 기혈氣血이 부족하여 고탕鼓蕩하는 힘이 약해지면, 맥력脈力이 줄어든다. 그러므로 누르면 연軟해질 수 있다.

(2) 비허(脾虛)하면 맥이 연(軟)해질 수 있다

비脾는 생화生化의 근원이다. 비脾가 허虛해지면 기혈氣血이 부족해져 고탕鼓蕩하는 힘이 약해진다. 그러므로 맥이 연軟해질 수 있다.

(3) 양허(陽虛)하면 맥이 연(軟)해질 수 있다

양陽은 움직임을 주관하여 혈맥血脈을 온후溫煦하고 추동推動한다. 양陽이 허虛해지면 고탕鼓蕩하는 힘이 약해진다. 그러므로 맥이 연軟해질 수 있다. 양陽

이 허虛한 경우에는 항상 외한지랭畏寒肢冷 등의 한상寒象을 동반한다.

(4) 습성(濕盛)하면 맥이 연(軟)해질 수 있다

습濕은 음사陰邪이며 성질이 유濡하다. 습濕이 성盛한 경우에는 대근大筋이 연단軟短하고 혈맥血脈도 연軟해진다. 그러므로 누르면 맥이 연軟해질 수 있다. 또한 습濕이 기기氣機를 막아 기기가 잘 통하지 못하면 기혈氣血이 혈맥血脈을 고탕鼓蕩하지 못한다. 이것도 습濕이 성盛하여 맥이 연軟해질 수 있는 하나의 요인이다. 담痰, 음飮, 수水 등은 습濕과 같은 부류로, 모두 맥이 연軟해지게 할 수 있다.

연맥軟脈과 유맥濡脈의 주병主病 중 다른 점이 있다. 유맥濡脈은 음허陰虛를 나타낼 수 있지만, 연맥軟脈은 일반적으로 음허陰虛를 나타내지 않는다는 것이다.

강설

● 유맥濡脈을 부세무력浮細無力한 것으로 정의하면 미맥微脈과 실제적인 구별이 불가능하지요. 때문에 이사무 선생도 유연하다는 것만을 조건으로 한정하여 연맥軟脈으로 개칭하자고 한 것입니다. 유濡, 완緩, 활맥滑脈의 주병主病에서 공통적으로 적용되는 것은 정허正虛와 습성濕盛입니다. 정기正氣가 허虛해져서 힘이 약해지기 때문에 연약하게 느껴지는 것이고, 습濕(담痰)이 끼기 때문에 부드럽게 느껴지는 것이지요. 물론 이때 유연한 가운데에서도 맥력脈力의 정도차는 있습니다. 이를 대략 구별하면 '유맥濡脈 〈 완맥緩脈 〈 활맥滑脈'의 순서로 충실도가 증가합니다. 그러나 엄격하게 유맥濡脈, 완맥緩脈, 활맥滑脈이 구별되는 것이 아니라, 완맥緩脈을 기준으로 이보다 더 부족不足하게 느껴지면 유맥濡脈이 되는 것이고, 이보다 더 유여有餘하게 느껴지면 활맥滑脈이 되는 것입니다.

● 유맥濡脈이 형성되는 원인 중의 하나가 정허正虛이고, 이 정허正虛에는 음허陰虛도 당연히 포함됩니다. 다만 유맥濡脈을 연맥軟脈이라 하여 그 원인이 습성濕盛인 경우에는 음허陰虛와 별개가 되는 것이지요. 오히려 사음邪陰이 형성되어 음실증陰實證이 되기 때문입니다. 물론 음진陰津이 제 역할을 못하여 사음邪陰이 된 경우, 본本은 음허陰虛이고 표標는 사음邪陰이 되기 때문에 본허표실本虛標實을 이룰 수도 있습니다. 언제나 환자의 병증과 결부해서 융통성 있게 분석해야 하는 것이지요. 이는 음허부종陰虛浮腫을 생각하면 쉽게 납득할 수 있을 것 같습니다.

제20장 약맥(弱脈)

1. 맥상(脈象)

약맥弱脈은 침위沈位에 있으며 누르면 세細하면서 무력無力하다.

2. 맥리(脈理)와 주병(主病)

약맥弱脈은 양기陽氣와 음혈陰血의 허쇠虛衰로 인해 기혈氣血이 밖으로 퍼져나갈 힘이 없기 때문에 맥이 침沈하며, 혈맥血脈을 충영充盈·고탕鼓蕩할 힘이 없기 때문에 맥이 세細하면서 무력無力하다.

약맥弱脈이 양허陽虛, 기허氣虛, 혈허血虛를 나타낸다는 것은 수긍이 간다. 그럼 약맥弱脈이 음허陰虛를 나타내지는 않는가? 이렇게 말할 경우의 음허陰虛는 협의의 음허陰虛를 가리킨다. 곧 골증조열骨蒸潮熱, 도한盜汗, 오심번열五心煩熱, 관홍顴紅, 설강홍소태舌絳紅少苔 등을 동반하는 음허陰虛를 가리킨 것이다. 일반적으로 말하는 음허내열陰虛內熱한 경우에는 맥이 부浮하면서 세삭細數해야 하지, 약맥弱脈이 나타나서는 안 된다.

강설

● 인지부人地部까지 눌렀을 때 무력無力한 것을 허맥虛脈이라고 하였습니다. 이러한 무력無力이 절대의 양허陽虛에 의해서 형성된 경우를 약맥弱脈

이라고 합니다. 일반적으로 기氣, 혈血, 음陰의 허虛에 의해 인지부人地部에서 무력無力하게 잡힐 경우, 대부분 허맥虛脈의 범주에 속합니다. 그러나 이것이 인체 양기陽氣의 근본인 심장의 양허陽虛일 경우에 천부天部에서는 미맥微脈으로 잡히고, 인지부人地部에서는 약맥弱脈으로 잡히는 것이기 때문에, 그 차원이 다른 것이지요. 급히 회양回陽시켜야 하는 상황이 됩니다.

● 참고로 인지부人地部가 무력無力하다고 할 때, 그 맥력脈力의 정도차를 구분하면 '감맥減脈 〉 허맥虛脈 〉 약맥弱脈' 순이 됩니다. 감맥減脈은 허맥虛脈만큼 무력하다고 할 수는 없어도 맥력脈力이 부족한 상태가 흔히 있기 때문에 편의에 의해 이사무 선생이 만든 것입니다. 허맥虛脈보다 더 무력하여 거의 맥력脈力이 느껴지지 않으면서 오히려 끊어질 것 같은 상태를 약맥弱脈이라고 할 수 있습니다.

제21장 산맥(散脈)

1. 맥상(脈象)

산맥散脈은 가볍게 짚으면 부대浮大하면서 흩날려 수렴되지 못하고 누르면 사라지기 때문에, 뿌리가 전혀 없는 듯하다. 산맥散脈의 느낌은 마치 버들솜이 바람에 나부끼면서 떨어질 때, 가볍게 이리저리 흩날려 종적이 산만한 것과 같다.

2. 맥리(脈理)와 주병(主病)

(1) 상맥(常脈)

《내경內經》에서 "심맥心脈은 부대浮大하면서 산散하고, 폐맥肺脈은 단삽短澁하면서 산散하다."라고 하였다. 여기서의 산散은 상맥常脈에서 말하는 것이기 때문에, 맥의 흐름이 서완舒緩하여 구급拘急하지 않다는 의미이며, 위기胃氣와 신神이 있다는 표현으로 병맥病脈의 산散과는 같지 않다. 만약 산만하여 뿌리가 없는 산맥散脈이라면 사맥死脈인 것이며, 적어도 위중한 병맥病脈이기 때문에 근본적으로 상맥常脈이 될 수가 없다.

출산할 무렵엔 모든 맥이 열리면서 많은 혈血이 빠져 나가고 기氣도 부浮하면서 산散한다. 이는 출산하려는 맥으로 생리현상에 속하니, 산맥散脈이 나타나더라도 의아해할 필요가 없다.

(2) 병맥(病脈)

산맥散脈의 형성은 기혈氣血이 모산耗散되어 밖으로 부산浮散하기 때문에 흩날려 수렴되지 못하고 부浮하면서 뿌리가 없게 된 것이다. 이는 정기正氣의 허虛가 극심하므로 대단히 무력無力하여 누르면 사라지기 때문에, 전혀 뿌리가 없는 산맥散脈이 형성되는 것이다.

산맥散脈은 신병新病과 구병久病을 구분해야 한다. 구병久病의 경우, 정기正氣가 점차 모갈耗竭되다가 진기眞氣가 극히 허虛해지면 밖으로 부유浮遊하게 된다. 이때는 이미 임종 직전의 상태에 속하므로 회복시키기 어렵다. 때문에 《의종금감醫宗金鑒》에서 "산맥散脈은 허虛가 극심한 것이다."라고 하였고, 《맥여脈如》에서 "산맥散脈은 원기元氣가 이산離散하는 맥상脈象이다."라고 하였다. 일반적으로 구병久病에 맥이 산散한 것은 사맥死脈이다.

신병新病의 경우, 진기津氣가 서열暑熱에 모산耗散되면서 산맥散脈이 나타날 수 있다. 혹은 급히 매우 심하게 토사吐瀉, 대한大汗, 실혈失血을 하여 기氣가 붙어 있을 곳을 갑자기 잃게 되면, 부월浮越하면서 산맥散脈이 나타날 수 있다. 이때는 그래도 치료할 수 있으니, 부산浮散하는 원기元氣를 신속히 수렴해야 한다. 가령 서온暑溫에 진기津氣가 망탈亡脫하려 하고 천喘하면서 맥이 산散한 경우에는 생맥산生脈散을 주어 구치求治한다.

강설

● 산맥散脈은 맥관의 경계가 불분명한 맥입니다. 이는 맥관이 확장될 만큼 확장되어 맥동폭이 거의 나타나지 않기 때문에 오히려 손가락에서 그 경계를 제대로 느낄 수 없는 것입니다. 상대방에게 정면으로 주먹을 날릴 때, 상대가 뒤로 살짝 피한다고 해서 팔을 완전히 뻗은 상태인데도 상대에게 조금 더 주먹을 갖다 댄다면 어떻게 될까요? 상대를 맞추기는 맞추나 유효한 타격을 줄 수는 없겠지요. 산맥散脈의 상황이 이와 유사합니다. 맥관에 긴장감이 전혀 반영되지 못하고 있는 것이지요. 물론 현맥弦

脈이 겸맥兼脈이 되면 규맥芤脈과 비슷하게 변맥變脈이 될 수도 있긴 합니다.

● 산맥散脈의 주병主病은, 급성인 경우에는 '열상기熱傷氣'가 된 것이고 만성인 경우에는 양기陽氣의 부월浮越이 극도에 이른 것입니다. 때문에 맥체脈體는 크지만, 인지부人地部는 일반적으로 힘이 부족하게 되지요.

제22장 세맥(細脈)

1. 맥상(脈象)

세맥細脈의 주요 특징은 맥체脈體가 가는 것이다. 맥위脈位, 맥률脈率, 맥력脈力에 있어서는 모두 특별한 조건이 없다.

2. 맥리(脈理)와 주병(主病)

세맥細脈의 형성은 기혈氣血이 혈맥血脈을 충영充盈·고박鼓搏하지 못해 맥이 세細해지는 것이다.

기혈氣血이 혈맥血脈을 충영充盈·고박鼓搏하지 못하는 원인은 다음 두 가지이다. 하나는 기혈氣血의 허쇠虛衰로 인해 혈맥血脈을 충영充盈·고박鼓搏할 힘이 없는 것이다. 다른 하나는 기기氣機의 울체鬱滯로 인해 기혈氣血이 혈맥血脈을 충영充盈·고박鼓搏하지 못하는 것이다. 두 가지 원인이 모두 맥을 세細하게 만들 수 있다. 그러나 허실虛實의 차이가 있으니, 세細하면서 유력有力한지 무력無力한지로 구별한다.

허쇠虛衰로 인해 맥이 세細해진 경우는 음陰, 양陽, 기氣, 혈血의 허쇠虛衰를 포괄하며, 당연히 세細하면서 무력無力하다.

사기邪氣의 실實로 인해 맥이 세細해진 경우는 칠정상七情傷, 육음六淫의 침입, 기혈담식氣血痰食의 옹색壅塞을 포괄한다. 이들은 모두 기기氣機를 막고 기혈氣血의 운행을 속박하여 맥이 세細해지게 할 수 있다. 사조기체邪阻氣滯로 세

細해진 경우에는 침안沈按했을 때 유력有力한 느낌을 더욱 느낄 수 있다.

강설

● 세맥細脈의 정의는 맥체脈體가 가는 것으로 한정됩니다. 이는 맥관이 수축하기 때문에 가늘어진 것이지요. 맥관이 수축하는 조건을 허실虛實로 나누어볼 수 있습니다. 허증虛證의 경우에는 맥관을 채울 음혈陰血이 부족하거나, 맥관이 박동할 힘이 부족해진 것입니다. 실증實證의 경우에는 기기氣機의 울체鬱滯로 인해 맥관을 제대로 채우고 박동하지 못하게 되거나, 맥관 자체가 어떤 요인에 의해 수렴되어 압축되는 것입니다. 실증實證에서 전자는 살수대첩을 위해 강을 막고 있으면 물이 쫄쫄거리는 것이고, 후자는 수도관 자체를 강제로 좁혀 놓고 있는 것이지요.

● 허증虛證의 경우에는 인지부人地部가 당연히 무력無力하지만, 실증實證의 경우에는 인지부人地部가 오히려 유력有力하지요. 또한 실증實證의 경우에는 처음에 인지부人地部에 닿았을 때 맥체脈體가 가는 것 같은데, 살짝 더 누르면 오히려 유력有力하면서 맥체脈體가 넓어지는 느낌이 들 수도 있습니다. 이는 맥관을 채울 음혈陰血이 부족하여 가늘어진 것이 아니라, 수렴·압축되어 가늘어졌을 경우에 의사의 손가락 압력에 의해 중심성 수축을 하던 맥관이 좌우로 퍼지기 때문에 오히려 커진 것처럼 느껴지는 것입니다. 이와 같은 현상은 실증實證의 복맥伏脈에서도 마찬가지입니다.

제23장 복맥(伏脈)

1. 맥상(脈象)

복맥伏脈의 맥위脈位는 매우 깊어 뼈까지 중안重按해야만 느낄 수 있다. 《맥경脈經》에서 "매우 깊이 눌러 뼈에 닿아야 느낄 수 있다."라고 하였다. 후세에 복맥伏脈을 논할 때 모두 《맥경》의 설명을 따르고 있다. 복맥伏脈은 맥위脈位의 특징을 제외하고 맥체脈體, 맥률脈率, 맥력脈力 등에 대하여 특정한 조건은 없다.

2. 맥리(脈理)와 주병(主病)

복맥伏脈에는 허虛와 실實 두 가지가 있다.

(1) 정허(正虛)하면 맥이 복(伏)해질 수 있다

양기陽氣의 허쇠虛衰로 인해 기혈氣血을 추탕推蕩하여 외부로까지 혈맥血脈을 박격搏擊할 힘이 없으면, 맥이 복伏해질 수 있다. 이때의 복맥伏脈은 세細하면서 무력無力하며 사지궐랭, 권와蜷臥, 요제냉통腰臍冷痛 등을 동반한다. 이는 허한증虛寒證에 속한다.

(2) 사실(邪實)하면 맥이 복(伏)해질 수 있다

한성寒盛하면 기혈氣血이 응읍凝泣하고 기기氣機가 폐울閉鬱하기 때문에, 기혈

氣血이 외달外達하여 혈맥血脈을 고격鼓擊하지 못하면서 맥이 복伏해질 수 있다. 이때의 복맥伏脈은 현긴구급弦緊拘急한 느낌을 겸하며, 증상으로 오한惡寒과 지랭肢冷, 신통身痛 등이 나타난다.

(3) 화열(火熱)이 울복(鬱伏)하면 맥이 복(伏)해질 수 있다

화열火熱이 항극亢極하면 기기氣機가 막히고 기혈氣血이 외달外達하지 못하기 때문에, 맥이 복伏해질 수 있다. 이것이 바로 화火가 극極에 이르면 수水와 비슷해지는 것이니, 도리어 자신을 이기는 쪽의 성향을 겸한다는 것이다. 이때의 복맥伏脈은 분충奔冲하여 안정되지 못하면서 조급한 느낌을 겸하며, 증상으로는 사지궐랭 등이 나타난다. 열熱이 심할수록 사지궐랭도 심해진다. 《냉려의화冷廬醫話》에서 "만약 극히 미약한 맥으로 오랫동안 찾아야만 손가락에 느껴질 수 있으나 뼈에 이르면 더욱 견뢰堅牢한 경우에는 허한虛寒으로 여기면 안 된다. 이는 양陽이 하부에 숨어 있어 극한까지 항성亢盛된 것이다."라고 하였다.

(4) 전한(戰汗)이 나려고 할 때 맥이 복(伏)해질 수 있다

먼저 전율戰慄하고 나중에 땀이 나는 것이 전한戰汗이다. 전한戰汗이 나려고 할 적에, 먼저 오한惡寒으로 덜덜 떨고 입술과 손발톱이 청자색을 띠며 사지궐랭하고 맥이 복伏하였다가 이후 신열身熱이 나면서 땀이 난다. 전한戰汗은 사기邪氣가 막으므로 정기正氣와 사기邪氣가 서로 싸우면서 발생한다. 《상한론傷寒論》 94조에서 "태양병太陽病이 아직 풀리지 않으면서 음맥陰脈과 양맥陽脈이 모두 정복停伏할 때는, 반드시 먼저 진율振慄한 후 땀이 나야만 풀린다."라고 하였다. 이는 사기邪氣가 울체鬱滯되므로 정기正氣와 사기邪氣가 서로 싸우다가 전한戰汗이 나면서 풀리는 것이다. "음양구정陰陽俱停"이란 사실상 맥이 복伏하거나 궐厥한 것이다. 맥이 복伏한 것은 사기邪氣의 폐울閉鬱이 극심하기 때문에 기혈氣血이 막혀 외달外達하지 못하면서 복伏해진 것이다. 《상한론》 101조, 149조의 시호증오하柴胡證誤下에 그 증證이 없어지지 않았을 때 "다시 시호탕

柴胡湯을 주면 반드시 심하게 떨다가 곧바로 다시 발열한출發熱汗出하면서 풀린다."라고 하였다. 이는 전한戰汗의 경증輕證이다. 《온역론溫疫論》에서 "시역時疫은 전한戰汗하면서 풀린다."라고 하였다. 이때도 사기邪氣가 막으면서 맥이 복伏해질 수 있다. 복사伏邪를 없애 표리表裏의 기氣가 통하게 되면 전한戰汗이 나면서 풀린다. 이는 전한戰汗의 사실증邪實證에 속한다. 또한 정허正虛하여 사기邪氣를 쫓아낼 힘이 없을 때, 정기正氣와 사기邪氣가 서로 견주고 있다가 정기正氣가 회복되어 사기邪氣와 힘껏 교쟁交爭하면서 전한戰汗이 생기는 경우도 있다. 이러한 전한戰汗도 오한전율惡寒戰慄하기 전에 맥이 복伏할 수 있다. 이때의 복맥伏脈은 부족不足한 느낌이 반드시 나야 한다.

정허正虛와 한성寒盛, 열극熱極, 전한戰汗에 맥이 복伏해질 수 있는 것 외에 식적食積, 담음痰飮, 어혈瘀血, 조박糟粕 및 극통劇痛 등 여타의 사기邪氣가 막고 있어도, 맥이 복伏해질 수 있다. 《맥리구진脈理求眞》에서 "복맥伏脈은 막혀 있다는 증거이다. 혹 화火가 막고 있기 때문에 복伏하기도 하고, 한寒이 막고 있기 때문에 복伏하기도 하며, 기氣가 막고 있기 때문에 복伏하기도 하다."라고 하였다.

강설

● 복맥伏脈은 일반적인 침맥沈脈의 위치보다도 더 깊은 부위에 있는 맥입니다. 깊이 있다는 것은 그만큼 맥관이 확장되지 못하고 가늘게 수축되어 있다는 것입니다. 때문에 맥이 없다고 느껴지다가 근골까지 계속 누르게 되면 비로소 느껴지는 것입니다. 침맥沈脈, 세맥細脈, 복맥伏脈은 맥관이 수축한다는 입장에서 동일한 맥리脈理를 이루고 있습니다. 다만 수축의 정도에 따라 '침맥沈脈 〈 세맥細脈 〈 복맥伏脈'의 차이가 있을 뿐이지요. 때문에 맥상적 특징으로 깊은 곳에서 느껴진다, 가늘게 느껴진다, 더더욱 깊은 곳에서 느껴진다는 구별만 있을 뿐입니다.

● 정허正虛로 인해서 나타나는 무력無力한 복맥伏脈은 허증虛證의 세맥細脈, 허맥虛脈, 약맥弱脈과 병리의 차이가 거의 없습니다. 실증實證으로 인해 나타나는 유력有力한 복맥伏脈은 실증實證의 침맥沈脈, 세맥細脈, 실맥實脈과 병리의 차이가 거의 없습니다. 때문에 맥관이 이렇게 복伏해서 나타나는 원인을 파악하기만 하면 되는 것이지요. 또한 실증성實證性 복맥伏脈의 경우 실증성實證性 세맥細脈에서와 마찬가지로 안압按壓하는 의사의 손가락 압력에 의해서 맥관이 뭉개지기 전에 오히려 좌우로 퍼지면서 크게 느껴질 수 있습니다. 이때에도 의사가 살수대첩을 일으킨 것인지, 실제 맥관 자체가 유력한 세맥細脈·복맥伏脈인지를 감별하여야 합니다. 특히 허증虛證의 무력맥無力脈인데도 살수대첩을 일으켜서 실증實證의 침沈, 세細, 복맥伏脈으로 오인할 수도 있기 때문입니다.

제24장 동맥(動脈)

1. 맥상(脈象)

동맥動脈의 느낌은 유독 한 부위만 콩처럼 톡 튀어나와 두미頭尾가 없고 활삭조동滑數躁動한다는 것이다. 맥위脈位는 관부關部에 있을 수도 있고, 촉부寸部나 척부尺部에 있을 수도 있다. 《상한론傷寒論·변맥법辨脈法》에서 "만약 삭맥數脈이 관맥關脈에서 나타나되 콩만 한 크기로 상하의 두미頭尾가 없이 떼굴떼굴 구르고 있는 것 같은 경우, 이를 동맥動脈이라 칭한다."라고 하였다.

2. 맥리(脈理)와 주병(主病)

《상한론·변맥법》에서 "음양이 서로 박격搏擊하는 것을 동動이라 칭한다."라고 하였다. '음양상박陰陽相搏'은 두 가지 의미가 있다. 하나는 음허陰虛하여 양陽이 박격搏擊하는 것이고, 다른 하나는 양陽이 항성亢盛해서 음陰을 박격搏擊하는 것이다. 전자는 허증虛證이고, 후자는 실증實證이다.

(1) 음허양박(陰虛陽搏)하면 맥이 동(動)할 수 있다

음허陰虛하여 양陽을 제어하지 못하면 양陽이 동動하면서 맥관脈管을 박격搏擊한다. 그러므로 맥이 콩처럼 튀어나와 떼굴떼굴 구르는 것같이 느껴질 수 있다. 《내경內經》에서 "음허陰虛하여 양陽이 박격搏擊하는 것을 붕崩이라 말한다."라고 하였다. 이로 말미암아 혈붕血崩이나 다른 부위의 출혈을 야기할 수 있다. 중경仲景은 "양陽이 동動하면 발열發熱한다."라고 하였다. 이때의 열熱은 음허陰虛로 인한 내열內熱이다.

⑵ 양항박음(陽亢搏陰)하면 맥이 동(動)할 수 있다

양열陽熱이 항성亢盛하여 음분陰分을 박격搏擊하면 기혈氣血을 격탕激蕩하여 외용外涌되기 때문에, 맥이 동動해질 수 있다. 중경仲景은 "양陽이 동動하면 한출汗出한다."라고 하였다. 이는 열熱이 성盛하여 진액津液을 겁박劫迫하기 때문에 외설外泄하여 한출汗出하는 것이다.

⑶ 놀라면 맥이 동(動)할 수 있다

놀라면 기氣가 혼란해지기 때문에, 기혈氣血이 망동妄動하여 혈맥血脈을 박격搏擊하면서 맥도 동動해질 수 있다.

⑷ 어혈(瘀血), 담음(痰飮)이 있으면 맥이 동(動)할 수 있다

임상에서 한의학의 어혈형瘀血型에 확실히 속하는 몇몇 관상동맥경화증 환자의 경우 촌맥寸脈에서 동맥動脈이 나타나며, 특히 좌촌左寸에서 더욱 많이 나타난다. 이 동맥動脈은 어혈瘀血로 인한 것이다. 어혈瘀血에 왜 동맥動脈이 나타나는가? 어혈瘀血이 혈맥血脈을 막고 있으면, 기혈氣血이 지나갈 때 어혈과 부딪쳐 맥이 동動해질 수 있다. 이는 마치 강 가운데에 돌이 있어 강물이 흘러갈 때 부딪치면서 물보라가 생기는 것과 같다. 임상에서 담탁痰濁이 옹폐壅肺한 효천哮喘 환자에게서도 촌맥寸脈이 동動한 것을 볼 수 있다. 이때의 동動은 담음痰飮으로 인한 것으로, 그 원리는 어혈瘀血로 인해 맥이 동動해지는 것과 같다.

동動하면서 누르면 무력無力한 것은 허증虛證으로, 양기陽氣가 부월浮越하고 근본이 동요되는 것이다. 효천哮喘하면서 누르면 유력有力한 것은 실증實證으로, 양열陽熱이 항성亢盛하거나 어혈瘀血·담탁痰濁이 막고 있기 때문이다.

강설

● 동맥動脈은 유독 한 부위의 맥상이 홍활洪滑하게 느껴지는 것입니다. 때문에 그 부위가 콩처럼 튀어나온 것 같지요. 일반적인 홍활맥洪滑脈과 다릅니다. 보통의 경우 홍활맥洪滑脈은 단일 부위에서만 형성되는 것이 아니라 전체 맥이나 좌우 한쪽의 맥 혹은 양관맥兩關脈·양척맥兩尺脈 등 두 곳 이상에서 나타나게 됩니다. 동맥動脈이 형성되는 이유는 허실虛實을 막론하고 인체에서 해당 부위로 급격한 혈류의 공급이나 대사항진을 가속화시키고 있다는 것입니다. 따라서 특정 부위의 급성 염증기에 유의성이 높은 맥이 됩니다.

제25장 촉맥(促脈)

1. 맥상(脈象)

촉맥促脈은 삭數하게 박동하는 중에 때로 한 번씩 멎는 맥이다.

2. 맥리(脈理)와 주병(主病)

맥이 어떤 이유로 삭數하게 박동하는 중에 때로 한 번씩 멎는가? 다음 두 가지 원인이 있다.

(1) 기혈(氣血)이 허쇠(虛衰)하면 맥이 촉(促)해질 수 있다

기혈氣血이 허쇠虛衰해서 끊이지 않고 이어갈 힘이 없다면, 맥이 삭數하게 박동하는 중에 때로 한 번씩 멎을 수 있다. 이때의 삭數은 허虛로 인해 삭한 것이므로, 삭數할수록 더욱 허虛하고 허할수록 더욱 삭해질 수 있다. 이때의 촉促은 누르면 반드시 무력無力하다. 《상한론傷寒論》 349조에서 "상한에 맥이 촉促하고 손발이 궐역厥逆하면 뜸을 뜰 수 있다."라고 하였다. 이미 손발이 궐역厥逆하고 또한 구법灸法으로 회양回陽시킨다고 했으니, 양쇠증陽衰證에 속한다는 것을 알 수 있다. 여기에서 촉맥促脈도 필시 허虛로 인해 촉促한 것이다.

(2) 사기(邪氣)가 조알(阻遏)하면 맥이 촉(促)해질 수 있다

사기邪氣가 막아 기혈氣血이 창달暢達되지 못하면, 기혈氣血은 사기邪氣의 견제를 받기 때문에 맥이 때로 한 번씩 멎을 수 있다. 그러므로 맥이 촉促해질 수 있다. 《빈호맥학瀕湖脈學》에서 "기혈氣血이 한 번이라도 유체留滯된다면 맥은 반드시 한 번씩 멎는다."라고 하였다. 실로 정곡을 찌르는 말이다. 일찍이 심장박동이 불규칙하여 맥이 한 번씩 멎는 환자에게 그때마다 자감초탕炙甘草湯이나 생맥산生脈散을 주었으나, 결국 100제를 넘게 썼어도 아무런 효과가 없었다. 허虛로 인해 맥이 촉促해질 수 있다는 것만 알았지, 사기邪氣가 막아도 맥이 촉促해질 수 있다는 것은 몰랐던 것이다.

기혈氣血을 막아 촉맥促脈이 유발시킬 수 있는 사기邪氣에는 기氣, 혈血, 담痰, 식食뿐 아니라 화열사火熱邪도 포함된다. 《상한론》 34조의 갈근황금황련탕증葛根黃芩黃連湯證에 그 맥이 촉促하다고 하였다. 이는 열熱이 막았기 때문이다. 사기邪氣가 실實하여 맥이 촉促해진 경우에는 누르면 반드시 유력有力하다. 《진가정안診家正眼》에서 "촉맥促脈이 생기는 이유 중 장기臟氣가 비정상적인 경우가 6~7할이고, 진원眞元이 쇠비衰憊한 경우가 2~3할이다. 혹은 기체氣滯로 인해, 혹은 혈응血凝으로 인해, 혹은 담정痰停으로 인해, 혹은 식옹食壅으로 인해, 혹은 외인外因인 육기六氣로 인해, 혹은 내인內因인 칠정七情으로 인하기도 한다. 이들 모두 기기氣機의 운행을 막을 수 있다. 그러므로 비록 맥동脈動이 급삭急數할지라도 갑자기 한 번씩 멎는 것이다."라고 하였다.

강설

● 촉맥促脈은 맥이 빠르게 뛰는 중에 한 번씩 맥동脈動이 빠지는 것입니다. 이때 규칙적으로 빠지느냐 불규칙적으로 빠지느냐는 고려의 대상이 아닙니다. 단지 맥동脈動이 빠지긴 빠지는데, 그 맥이 빠르게 뛰고 있기만 하면 촉맥促脈이라고 볼 수 있습니다. 이에 대비해서 결맥結脈은 완만하거나 오히려 느리게 뛰는 중에 한 번씩 빠지는 맥입니다.

● 이렇게 맥이 빠지게 되는 것은 허증虛證에서는 힘이 부치는 것이고, 실

증實證에서는 박동이 제대로 이루어지지 못하게 방해를 받아서입니다. 따라서 촉맥促脈과 결맥結脈은 지삭遲數의 차이만 있을 뿐 맥상이 형성된 원인이 동일합니다. 이러한 지삭遲數의 차이가 생기는 이유는 환자마다 병증에 대한 반응이 각기 다르기 때문입니다.

제26장 결맥(結脈)

1. 맥상(脈象)

결맥結脈은 완만하게 박동하는 중에 때로 한 번씩 멎는 맥이다. 《상한론傷寒論》 178조에서 "맥을 누를 때 완만하게 박동하지만, 때로 한 번씩 멎었다가 다시 뛰는 것은 결結이라 칭한다."라고 하였다.

2. 맥리(脈理)와 주병(主病)

결맥結脈이 멎는 이유도 다음 두 가지로 나뉜다.

(1) 기혈(氣血)이 허약하면 맥이 결(結)해질 수 있다

기혈氣血이 허쇠虛衰하여 끊이지 않고 이어갈 힘이 없으면 맥이 한 번씩 멎을 수 있다. 이때의 완緩은 기혈氣血의 허쇠虛衰로 인해 운행이 완만緩慢하면서 맥이 완緩한 것이다. 완만한 중에 때로 한 번씩 멎으면서 결맥結脈이 형성된다. 이때의 결맥結脈은 당연히 무력無力하며 허증虛證에 속한다.

(2) 사기(邪氣)가 조알(阻遏)하면 맥이 결(結)해질 수 있다

사기邪氣가 막아 기혈氣血의 운행이 삽체澁滯하면 맥동이 이어지지 못하면서 때로 한 번씩 멎을 수 있다. 이때의 완緩은 사기邪氣가 기혈氣血의 운행을 막아 잘 퍼지지 못하면서, 맥이 완만해진 것이다. 이때의 결맥結脈은 당연히 유력

有力하며 실증實證에 속한다. 운행을 막는 사기邪氣에는 기氣, 혈血, 담痰, 음飮, 식食의 오사五邪가 포괄되며, 열성熱盛한 경우에도 나타날 수 있다.

촉맥促脈과 결맥結脈이 비록 완緩하느냐 삭數하느냐의 차이는 있지만, 모두 간헐적으로 한 번씩 멎는 것이다. 간헐적으로 멎게 하는 원인에는 허실虛實의 두 가지가 있으며, 기전도 서로 동일하다. 때문에 전체적으로 분석해야 하며, 촉맥促脈은 양병陽病이고 결맥結脈은 음병陰病이라는 것에 얽매여 한 부분으로 전체를 개괄해서는 안 된다.

강설

● 결맥結脈은 맥이 완만하게 뛰는 중에 한 번씩 맥동脈動이 빠지는 것입니다. 역시 규칙적으로 빠지느냐 불규칙적으로 빠지느냐는 고려의 대상이 아닙니다. 단지 맥동脈動이 빠지긴 빠지는데, 그 맥이 완만하게 뛰고 있기만 하면 결맥結脈이라고 할 수 있습니다. 이에 대비해서 촉맥促脈은 빠르게 뛰는 중에 한 번씩 빠지는 맥입니다.

● 이렇게 맥이 빠지게 되는 것은 허증虛證에서는 힘이 부치는 것이고, 실증實證에서는 박동이 제대로 이루어지지 못하게 방해를 받아서입니다. 때문에 결맥結脈과 촉맥促脈은 지삭遲數의 차이만 있을 뿐 맥상이 형성된 원인은 동일합니다. 이러한 지삭遲數의 차이가 생기는 이유는 역시 환자마다 병증에 대한 반응이 각기 다르기 때문입니다.

제27장 대맥(代脈)

1. 맥상(脈象)

대맥代脈의 맥상脈象을 다들 '박동하다가 한 번씩 멎되 일정한 주기로 멎는다.'라고 한다. 이에 대해 필자는 그다지 동의하지 않는다.

대맥代脈은 임산부와 급병을 제외하고 모두들 장기臟氣가 쇠패衰敗해진 것이니 사맥死脈을 나타낸다고 한다. 그러나 임상에서 이련률二聯律, 삼련률三聯律 등 일정한 주기로 멎는 맥을 많이 보지만, 반드시 죽는 것은 아니었다. 또한 대단히 많은 케이스에서 치료를 통해 없어지기도 하였다. 이런 임상적 사실에 따라 다음의 두 가지 문제가 나타날 수밖에 없다. 첫 번째, 만약 대맥代脈이 일정한 주기로 멎는 맥이고 이런 전제가 정확한 것이라면, 대맥代脈을 사맥死脈이라고 칭한 것은 부정확한 것이고, 따라서 일정한 주기로 멎는 맥상脈象은 사맥死脈이 결코 아니라는 것이다. 두 번째, 만약 대맥代脈이 사맥死脈이고 이런 전제가 정확한 것이라면, 대맥代脈의 특징은 '박동하는 중에 한 번씩 멎되, 일정한 주기로 멎는 것'이 아니라는 것이다. 필자는 후자가 정확하다고 생각한다. 대맥代脈은 확실히 장기臟氣가 쇠패衰敗한 사맥死脈에 속한다. 다만 그 맥상脈象의 특징이 일정한 주기로 멎는 것은 결코 아니다.

왜 대맥代脈이라고 부르는가? 대代는 교체의 의미이다. 이는 동일하지 않은 맥상脈象이 상호 대체되고 바뀌며 서로 섞여서 나타난다는 것을 가리킨다.

그 맥상脈象이 갑자기 느려졌다 갑자기 빨라지고, 갑자기 강해졌다 갑자기 약해지며, 갑자기 움직였다 갑자기 멎는다. 《영추靈樞·근결편根結篇》에서 "50번 박동하는 중에 한 번도 대代하지 않는 것이 상맥常脈이다. 그것으로 오장五臟의 정해진 기일을 알 수 있다. 주어진 기일이 짧은 경우 맥이 불현듯 빨라졌다가 갑자기 드물게 박동한다."라고 하였다. 《상한론傷寒論》 178조에서 "맥이 박동하는 중에 한 번씩 멎되, 스스로 박동하지 못하다가 다른 장부의 맥으로 교체되었다가 다시 박동하는 것을 대맥代脈이라 칭한다. 이는 음증陰證이다."라고 하였다. 이는 대맥代脈이 교체의 특징뿐 아니라 간헐적으로 멎기도 한다는 것을 설명한다. 가령 원래 비맥脾脈이 완맥緩脈이었는데, 완맥緩脈의 맥률脈律 중에 간헐적으로 한 번씩 멎는 현상이 나타나고, 멎은 뒤에 "스스로 다시 박동하지 못하여" 본래 완맥緩脈의 맥률脈律을 계속 회복시키지 못하고 있다고 가정해 보자. 비기脾氣가 이미 쇠패衰敗하여 스스로 회복시킬 힘이 없다면, 다른 장臟의 맥으로 반드시 대체하여 박동해야 하기 때문에 "도리어 약간 빠른" 맥상脈象이 나타난다. 그 후에야 비로소 다시 완맥緩脈의 맥률脈律로 전환된다. 이것이 바로 "인이부동因而復動(다른 장부의 맥으로 교체되었다가 다시 박동하는 것)"이다. 다시 말하자면, 완맥緩脈이 간헐적으로 멎은 후에 스스로 박동하지 못하면, "도리어 약간 빠른" 맥을 통해 박동을 이어 나가다가 비로소 완맥緩脈의 맥률脈律을 다시 회복한다는 것이다. 맥이 완緩하다가 멈추고, 멈추었다가 약간 삭數해지며, 약간 삭數했다가 다시 완緩하게 되는 이런 세 종류의 맥상脈象이 번갈아 나타나는 것이다. 이것이 바로 대맥代脈이다. 《맥결조변脈訣條辨》에서 "맥이 고르게 뛰다가, 갑자기 강해졌다 갑자기 약해졌다 하는 것은 형체상의 대代이다."라고 하였다. 또한 "맥에 일정한 규율이 없어 맥이 불규칙적으로 바뀌는 것도 모두 대代이다."라고 하였다. 경악景岳은 "맥폭脈幅이 갑자기 커졌다 갑자기 작아지고, 맥률脈率이 갑자기 느려지다가 갑자기 빨라져서 갑작스럽게 맥상脈象이 불규칙하게 변경되는 것이 모두 대代이다. 왕숙화王叔和가 '대맥代脈은 삭맥數脈 중에 한 번씩 멎되, 스스로 다시 박동하지 못한다. 맥이 대代한 사람은 죽는다.'고 한 이후로 계속 서로 전해지면서부터 마침내 대맥代脈의 진의를 잃었다."라고 하였으니, 경악의 말은 매우 정확하다. 이 문제를 설명하기 위해 서양의학의 지식을 약간 빌려보자. 가령 기능적으로 심장박동이 불규칙한 경우, 박동이 갑자기 강했다가 갑자기 약해지고, 갑자기 느려졌다가 갑자기 빨라지는 맥상脈象이 나타나지만, 결코 사맥死脈은 아니다. 만약 기질적인 병변으로 인해 갑자기 느려졌다가 갑자기 빨라지고, 갑자기 강해졌다가 갑자기 약해지며, 갑자기 커졌다가 갑자기 가늘어지는 대맥代脈이 나타난다면, 최대한 중시해야 한다. 이는 왜 어떤 병에 나타나는 대맥代脈은 사맥死脈이 아니고, 어떤 병에 나타나는 대맥代脈은 왜 사맥死脈인 것인가라는 문제를 설명해 준다.

이상의 분석을 통해 다음과 같은 결론을 얻을 수 있다. 일정한 비율로 멎는 것을 대맥代脈의 특징으로 규정하는 것은 정확하지 않다. 대맥代脈은 일정한 맥상을 나타내지 않고 불규칙하게 변화하기 때문에, 간헐적으로 멎고, 느렸다 빨랐다, 강했다 약했다, 커졌다 가늘어졌다 하는 맥상脈象이 교체되면서 나타난다. 이것이 바로 대맥代脈이다.

2. 맥리(脈理)와 주병(主病)

대맥代脈은 생리적 대맥, 병리적 대맥, 정기正氣가 쇠패衰敗하여 사맥死脈에 속하는 대맥, 세 종류로 나눌 수 있다.

(1) 생리적으로 맥이 대(代)해질 수 있다

《소문素問·의명오기론편宜明五氣論篇》에서 "오장五臟은 계절에 호응互應한다. ……비맥脾脈은 대代하다."라고 하였다. 이는 장기臟氣가 계절에 따라 변하듯이 맥도 계절에 따라 교체된다는 것을 말한다. 봄의 현맥弦脈, 여름의 구맥鉤脈, 가을의 모맥毛脈, 겨울의 석맥石脈은 사계절의 대代이다. 《영추·근결편根結篇》에서 "50번 박동하는 중에 한 번도 대代하지 않는 것이 상맥常脈이다. 그것으로 오장五臟의 정해진 기일을 안다."라고 하였다. 이것은 맥동수의 대代이다. 사계절에 따라 음양의 승강昇降과 주기主氣가 다르다. 사람도 자연과 서로 호응하기 때문에 맥이 계절에 호응하여 교체된다. 그러므로 봄의 현맥弦脈, 여름의 구맥鉤脈, 가을의 모맥毛脈, 겨울의 석맥石脈이라는 사계절의 대代가 나타난다.

임신맥은 3개월마다 대代한다. 이는 태아가 발육하면서 기혈氣血이 상대적으로 부족해지므로, 맥이 대代하는 것이다. 생화生化하는 힘을 증강시키면 대맥代脈은 저절로 사라진다.

(2) 병리적으로 맥이 대(代)해질 수 있다

병리적으로 나타나는 대代는 일반적으로 급병을 가리켜 말한다. 기혈氣血이 갑자기 손상되어 일시적으로 이어지지 못하면 대맥代脈이 나타날 수 있다. 이때의 대代는 장기臟氣가 쇠패衰敗하여 나타나는, 사맥死脈에 속하는 대맥代脈이 아니다. 활백인滑伯仁은 "병이 들어 기혈氣血이 갑자기 손상되었기 때문에 병맥病脈이 나타난 것일 뿐이다."라고 하였다. 예를 들어 곽란霍亂·토사吐瀉에 맥이 대代해질 수 있다. 《사언거요四言擧要》에서 "곽란霍亂의 징후는 맥이 대代한 것이니, 의심하지 말라."라고 하였다.

(3) 장기(臟氣)가 쇠패(衰敗)하여 사맥(死脈)의 일종으로 맥이 대(代)해질 수 있다

장기臟氣가 쇠패衰敗하여 나타나는 사맥死脈으로서의 대맥代脈은 대부분 오랫동안 병을 앓아 원기元氣가 쇠패衰敗한 환자에게서 보인다. 《소문·평인기상론편平人氣象論篇》에서 "단지 대代하기만 하고 위기胃氣가 없는 것은 사맥死脈이다."라고 하였다. 이것이 사맥死脈에 속하는 대맥代脈이다.

《빈호맥학瀕湖脈學》에서 "50번 박동할 동안 한 번도 멎지 않으면 몸에 병이 없는 것이다. 40번 박동할 동안 한 번 멎는다면 1장臟의 기운이 끊긴 것이니, 4년 뒤에 대부분 죽는다. ……두 번 박동할 동안 한 번 멎으면 3~4일 안에 죽는다."라고 하였다. 이는 맥동수의 헐지歇止로 대맥代脈을 규정한 것일 뿐 아니라, 또한 몇 번 뛴 후 멈추는지로 죽는 날을 정한 것이니 억지 천착일 뿐이다. 《맥결휘변脈訣彙辨》에서 "사람이 어찌 장臟의 기운이 이미 끊겼는데도 4년을 살 수 있겠는가!"라고 하였는데, 맞는 말이다. 맥이 대代할 때 생사의 기일을 결정하는 것은 기氣, 색色, 형形, 증症을 결합하여 종합적으로 분석해야 하지, 몇 번 뛴 후 멎는가에만 근거해서는 안 된다. 항상 융통성을 가지고 봐야만 한다.

강설

● 과거에는 삭맥數脈 중에 한 번씩 빠지는 맥을 촉맥促脈이라 하고, 지맥遲脈 중에 한 번씩 빠지되 불규칙하게 빠지는 맥을 결맥結脈이라 하며, 규칙적으로 빠지는 맥을 대맥代脈이라 하기도 했습니다. 그러나 대맥代脈이 비脾의 본맥本脈이 되어 후천지본後天之本인 비기脾氣를 담고 있는 맥상이라는 의미와 사맥死脈이라는 특이성이 충돌하기 때문에, 이사무 선생은 대맥代脈의 정의를 재정립하고 있습니다. 대맥代脈은 맥상이 일시적으로 변동되는 맥을 말합니다. 이러한 맥상의 변동에는 대소(부침浮沈), 지삭遲數, 동지動止, 강약이 모두 포괄됩니다. 즉, 맥상이 갑자기 커지기도 가늘어지기도 하고, 갑자기 느려지기도 빨라지기도 하며, 갑자기 뛰다가 멈추기도 하고, 갑자기 강해졌다가 약해지기도 하는 경우, 이러한 맥상의 변동 자체를 대맥代脈이라고 정의한다는 것이지요.

● 생리적인 대맥代脈은 사계절의 맥이 간절기間節期에 변동된다는 것을 의미합니다. 즉, 간절기에 봄의 현맥弦脈과 여름의 홍맥洪脈이, 여름의 홍맥洪脈과 가을의 부맥浮脈이, 가을의 부맥浮脈과 겨울의 침맥沈脈이, 겨울의 침맥沈脈과 봄의 현맥弦脈이 변동된다는 것을 말합니다. 병리적인 대맥代脈은 자체 회복이 가능한 영역의 대맥代脈과 사맥死脈에 속하는 대맥代脈이 있습니다. 이를 실질 장기의 기능적 병변과 기질적 병변의 차이라고 보면 이해하기 쉬울 것 같습니다.

보론 1장
'10단계 시스템 맥진법'의 실제

강설

● 진맥을 할 때에는 맥상에 영향을 미치는 요인이 최대한 배제된 상태가 좋습니다. 이에 대해서는 '총론 2장 8절'의 "맥진 중 주의사항"을 참고하시기 바랍니다. 진맥은 반드시 환자가 앉은 상태에서 해야 합니다. 이는 좌우 촌관척寸關尺이 인체의 좌우 상중하를 구조적·기능적으로 반영하고 있기 때문입니다. 환자의 상태가 위중해서 앉을 수 없고, 누워서 진맥해도 앉아서 한 것과 같이 맥상에 비가역적인 폭이 큰 경우를 제외하고는 반드시 앉아서 진맥해야 합니다.

● 진맥 시 의사의 손톱이 환자의 피부에 닿으면 절대 안 됩니다. 의사의 손톱이 환자의 피부에 닿는 순간 환자 맥관의 긴장도가 일시적으로 증가하게 됩니다. 물론 의사의 손이 너무 차도 마찬가지겠지요. 또한 의사의 입김이 환자에게 닿지 않도록 약간 비스듬히 마주보는 것이 좋습니다. 진맥은 우맥右脈을 먼저 짚고 좌맥左脈을 나중에 짚습니다. 이는 우맥右脈에 정위定位된 장부들이 호흡기계와 소화기계가 위주로 된 기가氣家의 영역을 반영하기 때문인데, 우맥右脈은 좌맥左脈보다 좀 더 동動적인 변화를 나타내므로 재진맥할 경우나 부주의로 맥관을 뭉갰더라도 회복되는 시간이

상대적으로 빠릅니다.

● 촌관척의 위치는 고골高骨인 관關을 중심으로 위가 촌寸이고 아래가 척尺입니다. 손가락이 제법 가는 의사를 제외하곤 대부분 세 손가락을 동시에 올려놓을 수 있을 정도로 촌척의 길이가 충분하지 않습니다. 되도록 '촌–관–척'을 2, 3, 4지로 한 손가락씩 짚는 것이 좋습니다. 세 손가락을 동시에 환자의 손목에 올리면 비록 안압按壓을 하고 있지 않더라도 음압이 생기게 되니, 총간맥總看脈을 볼 경우를 제외하곤 주의하시기 바랍니다.

좌우 촌관척은 폐肺, 비脾, 명문命門(삼초三焦), 심心, 간肝, 신腎의 순서로 진맥합니다. 이는 요골동맥이 척尺에서 촌寸의 방향으로 흐르므로 촌寸, 관關, 척尺의 순서로 진맥해야 살수대첩이 일어나지 않기 때문입니다.

● 맥을 짚는 순간 환자의 기본맥, 겸맥兼脈, 변맥變脈들이 바로 인수분해되어야 합니다. 환자의 기본맥을 부침지삭류浮沈遲數類로 재정리하면 다음과 같습니다.

① 부맥류浮脈類: 대맥大脈, 홍맥洪脈(삽맥澁脈*), 규맥芤脈, 혁맥革脈, 미맥微脈, 산맥散脈

② 침맥류沈脈類: 세맥細脈, 실맥實脈(허맥虛脈*), 복맥伏脈, 뇌맥牢脈, 약맥弱脈

③ 지맥류遲脈類: 결맥結脈

④ 삭맥류數脈類: 촉맥促脈, 활맥滑脈, 동맥動脈

⑤ 기타류: 완맥緩脈, 유맥濡脈, 장맥長脈, 단맥短脈, 현맥弦脈, 긴맥緊脈, 대맥代脈

● 각 맥에 대해 상세하게 설명하면 다음과 같습니다.

부맥浮脈은 맥관이 확장된 맥입니다.

대맥大脈은 맥체脈體가 큰 맥입니다.

홍맥洪脈은 맥폭脈幅이 큰 맥입니다.

삽맥澁脈은 맥폭脈幅이 작은 맥입니다.

규맥芤脈은 천부天部에서는 한 갈래이지만 인지부人地部에서는 두 갈래로 나오는 맥입니다.

혁맥革脈은 규맥芤脈과 같되 그 긴장도가 더욱 강한 맥입니다.

미맥微脈은 부위浮位에서 극히 무력無力하면서 세細하게 느껴지는 맥입니다.

산맥散脈은 맥관의 경계가 모호한 맥입니다.

침맥沈脈은 맥관이 수축된 맥입니다.

세맥細脈은 맥체가 가는 맥입니다.

실맥實脈은 천부天部에서 인지부人地部로 갈수록 맥력脈力이 유력有力해지는 맥입니다.

허맥虛脈은 인지부人地部의 맥력脈力이 무력無力한 맥입니다.

복맥伏脈은 침맥沈脈보다 더 깊은 부위인 근골 부근에서야 느껴지는 맥입니다.

뇌맥牢脈은 인지부人地部의 맥력脈力이 강한 맥입니다.

약맥弱脈은 인지부人地部에서 극히 무력無力하면서 세細하게 느껴지는 맥입니다.

지맥遲脈은 맥동脈動 속도가 느린 맥입니다.

결맥結脈은 완만하게 뛰는 가운데 맥동脈動이 빠지는 맥입니다.

삭맥數脈은 맥동脈動 속도가 빠른 맥입니다.

촉맥促脈은 삭數한 가운데 맥동脈動이 빠지는 맥입니다.

활맥滑脈은 인지부人地部가 충실하여 염주같이 흘러가는 맥입니다.

동맥動脈은 단일 부위가 홍활洪滑한 맥입니다.

완맥緩脈은 완만한 맥입니다.

유맥濡脈은 부드러운 맥입니다.

장맥長脈은 본위本位를 지나치는 맥입니다.

단맥短脈은 본위本位를 채우지 못하는 것처럼 느껴지는 맥입니다.

현맥弦脈은 맥관이 긴장된 맥입니다.

긴맥緊脈은 의사의 손가락을 때리는 맥입니다.

대맥代脈은 맥의 대소, 지삭遲數, 동지動止, 강약이 교대되는 맥입니다.

내포가 커지면 외연이 줄어들고, 외연이 커지면 내포가 줄어든다고 합니다. 맥에 너무 많은 정의 기준을 집어넣으면 혼란만 가중될 뿐입니다. 위와 같이 가장 긴요한 특징을 늘 숙지하고 있다가 진맥 시 익숙하게 활용해야 하겠습니다.

● 환자의 맥을 인지하는 '10단계 시스템 맥진법'의 흐름은 다음과 같습니다.

① 천부天部인 맥관벽에 닿는 순간 깊이로 부맥浮脈(대맥大脈까지도 확장해서 볼 수 있음)인지,

② 침맥沈脈(세맥細脈·복맥伏脈)인지를 확인하고,

③ 맥관벽 긴장도로 현맥弦脈(긴맥緊脈·장맥長脈·단맥短脈·규맥芤脈·혁맥革脈)을 확인하며,

④ 맥의 기락起落 폭으로 홍맥洪脈(산맥散脈)인지,

⑤ 삽맥澁脈(미맥微脈)인지를 확인하고,

⑥ 맥의 기락起落 속도에서 삭맥數脈(촉맥促脈)인지,

⑦ 지맥遲脈(결맥結脈)인지를 확인하며,

⑧ 인지부人地部의 충실도로 활맥滑脈(유맥濡脈·완맥緩脈·동맥動脈·대맥代脈)을 확인하고,

⑨ 인지부人地部의 맥력脈力으로 허맥虛脈(약맥弱脈)인지,

⑩ 실맥實脈(뇌맥牢脈)인지를 확인한 후,

지부地部를 지나 맥관이 끊어지는 것을 말합니다.

● 물론 이를 더욱 간소화하여 다음과 같이 나누어도 상관은 없습니다.

① 천부天部의 깊이로 부浮·침沈을 확인한다.

② 맥관벽의 긴장도로 현弦을 확인한다.

③ 맥폭脈幅의 크기로 홍洪·삽澁을 확인한다.

④ 기락起落의 속도로 지遲·삭數을 확인한다.

⑤ 인지부人地部의 충실도로 활滑을 확인한다.

⑥ 인지부人地部의 맥력脈力으로 허虛·실實을 확인한다.

● 편의에 따라 본인에게 가장 쉽고 정확한 것을 모색하면 됩니다. 위의 10단계(혹은 6단계) 시스템 맥진법을 좌우 촌관척에서 시행하게 되면, 총 6회가 됩니다. 필요에 따라 좌우맥의 총간맥總看脈을 추가할 수도 있습니다. 총간맥을 볼 때는 세 손가락을 동시에 동일한 압력으로 10단계의 흐름대로 누르면 됩니다. 다만 주의할 사항이 있습니다. 총간맥은 반드시 육맥진법六脈診法을 시행한 후에 해야 총간맥법으로 인해 맥관이 뭉개진 영향을 받지 않습니다. 자신들의 맥을 일상에서 신체적·감정적으로 변동이 있을 때마다 수시로 잡아보시기 바랍니다. 최소 1000명의 환자를 성심껏 진맥하고 이를 바탕으로 처방한 후 그 결과를 확인하다 보면 맥에 대한 기준이 어느 정도 잡힙니다. 각자의 노력 여하에 달린 것이지요.

보론 2장
가(可)와 독(獨)

강설

● 환자의 맥상을 분석할 때 가장 긴요한 단어가 '가可'와 '독獨'입니다. '가可'라는 것은 '~일 수 있다'입니다. 27맥이 모두 생리적, 병태생리적, 병리적 영역을 다 포괄하고 있습니다. 환자가 보여주는 맥상에 주병主病이 안 붙은 것은 없다는 것이지요. 이러한 맥과 병증의 매칭은 다대다多對多의 관계에 있습니다. 특정 맥이 특정 병증만 나타내는 것은 절대 아니라는 것이지요. 맥은 인체 기혈음양氣血陰陽의 허실虛實을 반영한 것이므로 병증에 따라 다양한 허실의 편차가 생기고, 따라서 수많은 기본맥·겸맥·변맥들이 생성되는 것입니다. 때문에 맥진은 이러한 맥상들이 나오는 이유를 찾는 것이며, 이러한 이유에 대한 열린 사고가 바로 '가可'입니다.

● 경악景岳은 "독獨의 의미에는 부위의 독獨, 장기臟氣의 독獨, 맥체脈體의 독獨이 있다. 부위의 독獨이란 다른 부위는 이상이 없는데 특정 부위만 약간 괴려乖戾되면 괴려乖戾된 곳의 장국臟局이 병든 것이니, 이것이 부위의 독獨이다. 장기臟氣의 독獨은 부위에 구애될 필요가 없다. 예를 들면 모든 홍맥洪脈은 다 심맥心脈이고, 모든 현맥弦脈은 다 간맥肝脈이다. 폐肺는 부맥浮脈이고, 비脾는 완맥緩脈이며, 신腎은 석맥石脈이다. 오장五臟 중에 각각 오

맥五脈이 있으니, 오맥五脈이 서로 나타날 때 유독 괴려乖戾된 것이 병이다. 괴려乖戾되면서 강한 것은 본장本臟의 유여有餘이고, 괴려乖戾되면서 약한 것은 본장本臟의 부족不足이니, 이것이 장기臟氣의 독獨이다. 맥체脈體의 독獨은, 경經에서 말한 것과 같이 유독 소小한 것이 병이고 유독 대大한 것이 병이며, 유독 질疾한 것이 병이고 유독 지遲한 것이 병이며, 유독 열熱한 것이 병이고 유독 한寒한 것이 병이며 유독 함하陷下하는 것이 병이니, 이 것이 맥체脈體의 독獨이다."라고 하였습니다. 즉, 유독 특이한 부위, 유독 주된 본장맥本臟脈, 유독 특이한 맥상이 그 환자가 가지고 있는 주모순을 반영하고 있다는 것입니다. 물론 환자의 병증이 항상 단일병기로 이루어지는 것은 아닙니다. 때문에 '독獨'도 하나만 나오는 것이 아닙니다. 그러나 이러한 '독獨'(혹은 '독獨'들)을 단서로 맥상을 분석해 나가면 병증을 파악하는 데에 대단히 용이하다는 것입니다.

● 환자의 맥이 무슨 맥인지 안다고 해서 진단이 저절로 다 되는 것은 아닙니다. 환자의 맥이 무슨 맥인지를 아는 것은 맥진의 시작일 뿐입니다. 맥진을 제대로 운용하기 위해서는 환자의 맥상에 '가可'와 '독獨'을 적용하여 최대한 치밀하게 분석해야 합니다. 또한 이러한 분석의 토대가 되는 것은, 의사의 머릿속에 미리 구축되어 있는 병증에 대한 수많은 지식정보입니다. 맥이 저절로 환자의 병증이 뭐라고 알려주지는 않지요. 맥과 증을 통하여 환자의 병증과 의사의 의학적 지식을 합일시킬 수 있을 때, 비로소 맥진은 가장 객관적인 진단 기준이 되는 것입니다.